過敏性腸症候群の治り方

――おなら、お腹の張り、便秘、下痢――

心と体のクリニック
大林　正博

はじめに

・便秘、下痢、ガスなどに困っている人に

過敏性腸症候群は、日本人の一割以上いるとされている病気です。その主な症状は便秘や下痢、ガス（おなら）、お腹の張り、腹痛などです。過敏性腸症候群の人はこうした症状に加えて、症状のために「長時間、人と一緒にいるのが心配」「仕事に支障が出てしまう」「電車に乗るのが不安」といった問題でも困っています。この本はそんな人に向けて書いています。

・これで治る？

病気を解説した本を読むとき、読者が一番期待するのは「これで治る！」といった治療法の紹介でしょう。残念ながら、この本はそうした期待には応えてはいません。その代わりに、過敏性腸症候群に関する研究報告や標準的な治療法について、できるだけ詳しく紹介しました。また評価は定まっていなくても、最近、専門家の間でも注目されている治療法や食事法も紹介しました。

・なかなか治らないときの考え方

過敏性腸症候群は治療の必要もない軽症な人も多いのですが、治療してもなかなか良くならない人も少なくないのが実情です。そんなときはどうしたらいいのでしょうか？

病気に限らず、どんな問題でも解決しそうにないときは、振り出しに戻って、問題の特殊性やその仕組みを理解し直す必要がありますが、これは過敏性腸症候群においても当てはまります。腸や過敏性腸症候群の特殊性や仕組みを理解することは、自分に役立つ治療や対処法の発見にもつながります。このため、この本では患者さん向けとしては専門的過ぎると思われる話題にも触れています。

•「治し方」ではなく「治り方」

ところで、この本のタイトルは「過敏性腸症候群の治り方」です。これは「治し方」の間違いだろう、と思った人がいるかもしれませんが、私はあえてこのタイトルを選びました。その理由は、過敏性腸症候群は「治る」が可能な病気だと考えているからです。

ここで「治す」と「治る」の違いを考えてみましょう。たとえばガンの場合を例にしましょう。ガンは勝手に増殖し、他の組織や臓器の活動をじゃまします。ですからガンは無くなってくれた方が良いはずです。ですから「ガンの治り方」という表現は「ガンが大きくなる方法なの？」と言われかねない意味不明な言葉になってしまいます。

では、心臓病の場合はどうでしょうか。心筋梗塞や大半の心不全などは細胞レベルで心臓が本来の役割が果たせなくなっている状態です。心臓が自分の力で良くなることは期待しにくいので、全身に血液がよどみなく流れるように手を加える必要があります。このため「心臓病の治り方」よりは「心臓病の治し方」の方が適切な表現といえるでしょう。

ところが過敏性腸症候群の場合はちょっと違うのです。それというのも、過敏性腸症候群は、腸の組織自体には明確な異常が見当たらないのに、腸がうまく機能しない病気(機能的疾患)なのです。加えて、腸は第二の脳といわれるように自分で考え、判断できるうえ、脳と緊密に連絡し合っています(脳腸相関)。

・過敏性腸症候群の特殊性

詳細は後ほど述べますが、このことは腸自体が変化しなくても「腸を取り巻く環境」と「腸と脳との関係」とがうまく行くと、腸は自然に(勝手に)本来の状態に戻る可能性があるということです。つまり、過敏性腸症候群に対しては「病気をやっつける」ではなく、「本来の状態に戻るのを手伝う、またはじゃましない」というスタンスを持つのが望ましいのです。もちろんこれはあくまで原則論で、一時的には薬などに頼った方が良いことも多いのも確かですが、私が本のタイトルを「治し方」ではなく「治り方」としたのは以上のような気持からです。

・「治る」に近づくためには

ところで「治る」が本来の自分に戻ることだとすれば、今度は「本来とは何か」とか「治るとは何か」といった疑問が湧くかもしれません。これは答えのない難問でしょうが、この本ではエピローグにおいて私たちヒトが原始時代に営んできた生活を振り返ることでそのヒントを探ってみました。

過敏性腸症候群で悩んでいる人にとって、症状改善は切実な問題です。しかし「症状さえ無くなればそれでよい」ではなく「今よりも健康で自分らしい生き方をするにはどうしたらよいか」という発想で過敏性腸症候群にも取り組んでほしいのです。この本がそうした機会となれば幸いです。

注：過敏性腸症候群という診断名は通常、ローマ基準に基づきますが、これは症状と便の形状から診断するもので、原因が何かは問いません。このため機能的疾患以外の病気も含まれています。また過敏性腸症候群の病因として、腸の炎症や粘膜の透過性の亢進、ゲノムやエピゲノムのレベルでの問題があるとする指摘もあり、腸の細胞や組織が100％異常がないとは言い切れない、とする研究も増えています（注m－1）。

目次

第1章　腸の成り立ちと過敏性腸症候群

料理長、腸さんの毎日（1）――腸は脳より先に誕生した

腸と過敏性腸症候群をザックリ知ってもらえるように、腸をレストランの料理長に見立てたたとえ話を、全部で五話用意しました。初回は腸の成り立ちです。その内容は本文と重複しますので読み飛ばしても構いません。

〔料理長である腸さんが始めた当初のレストランはごく小さな店でした。仕入れこそ口さんに手伝ってもらいましたが、客対応からゴミ出しまで、店の全てをほとんど一人で切り盛りしていました。しかし人気が出てお客が増えたため、しだいに手が回らなくなりました。

腸さんは根っからの料理人です。できれば自分は料理に専念したいと思い、思い切って店を会社組織にして経営は脳さんに任せるようにしました。この他、仕入れ担当の口さん、サービス担当の手足さん、総務経理の肝心さんなど、何人ものスタッフを抱える組織です。

ただ、経営こそ脳さんに任せたのですが、腸さんにとってはもともと自分が始めた店だという自負があります。このため脳さんの言いなりにはならないだけでなく、今でも場合によっては脳さんを説き伏せたりもしています（Ｐ27に続く）。〕

腸と脳の進化

私がたとえ話で示したかったポイントは「腸は脳より先に生まれ、脳は腸から権限の一部を委譲される形で後から生まれた」という経緯です。このことは、地球上において腸があって脳がない動物はいるが、脳があって腸がない動物はいないという事実からも推測できます。では腸はどんな形で誕生し、進化したのでしょうか？

ごく大雑把にいえば生物の進化は細胞数の少ないものから多いものへ、そして単純なものから複雑なものへ、という過程を辿っています。また新しい生物の誕生といっても、それは全く違う機能と特徴を持った新生物の誕生ではなく、それまでの生物が持っていたものを改造したバージョンアップ版なのです。そしてこの繰り返しが進化の過程です。

地球が誕生したのは約46億年前です。約38億年前に細胞数が一個だけという単細胞生物（原核細胞）が最初の生命として生まれ、約10億年前に複数の細胞からなる多細胞生物が生まれました。その後徐々に細胞数の多い生物が誕生します。腸を持つ動物である腔腸動物を経て、約2億年前に哺乳類が、そして約250万年前に人類（ホモ属）が生まれ、約20万年前に私たち新人類（現世人類、ホモサピエンス）が登場しました。

全ての動物は、生きるための食物（栄養）が必要です。たとえば中学や高校の理科でも学んだ単細胞生物のゾウリムシの場合、食物摂取の仕組みは単純で、水中を漂っている食べ物（細菌など）が体の中に流れ込んできたものを、ただ取り込み吸収します。それが多細胞生物になると、効率よく体内に取り込むためにポンプのような仕組みを持つ生き物へと進化して、やがて腸を持つ腔腸動物（刺胞動物）が誕生しました。

腔腸動物という名前は腸に食べ物を送り込む口が、排出物を出す肛門の役割もしていることから付けられたもので、腸を持つ動物の原型ともいえるものです。現存する腔腸動物の例としてはクラゲの一種であるヒドラがあります。ヒドラの主要な器官は腸と口と触手だけです。

興味深いことに、ヒドラとヒトは腸の仕組みがよく似ているのです。ヒトの腸には外側に縦走筋、内側に輪状筋があり、この二つの筋層の間に運動や栄養吸収をコントロールする神経系があるのですが、ヒドラもほぼ同じような構造なのです（注a−1）。

腸は自分で考え行動する

ヒドラとヒトは構造だけでなく機能も似ています。ヒドラにもヒトにも、腸には体外から入った食物や異物を検知するセンサー細胞があり、その情報を腸の近くの細胞や神経に伝えます。

脳がないヒドラでは、腸が自分で判断してアクションを起こします。たとえば口から流れ込んできた物が有益かどうかを判断して体の中に取り込んだり吐き出したりします。またお腹が空くと「餌を捕まえるために手を出せ」などと、腸は周りの神経叢を経由して、人間の手に相当する触手に指示します。つまりヒドラの腸は、食行動のコントロールも担当しているのです。

一方、脳は腸より後にこの地球に誕生したのですが、その形成は腸を取り囲む神経が、進化と共に別の場所に集まり、複雑化するという過程を経ました。脳を持つ動物では、手を動かすといった指令は腸に代わって脳が担うようになります。つまり体の仕組みが複雑になるにつれて、腸は何でも自分で処理するというやり方を止めて、情報の管理や処理の大半を脳に任せるように進化したのです（注a-2）。

ただし脳を持つ動物においても、腸が食物や細菌などが外界から直接入ってくる場所であることには変わりありません。そこで生体を守るために迅速な対応が可能なように腸が独自に判断する仕組みを残しています。それは生命維持のためにも都合が良いからです。つまり下痢や腹痛、そしておならも、それは腸の判断によるものだといえるのです。

過敏性腸症候群とは――便秘型、下痢型、混合型（交代型）

さて本題である過敏性腸症候群の話を始めましょう。過敏性腸症候群は、腹痛に加えて便秘や下痢などの便通異常が数ヵ月以上続くときに最も考えられる病気です。ただし腸に腫瘍や炎症などの器質的な異常が無いことが前提になります。

世界全体では過敏性腸症候群の発生頻度は10～12％とされています。ただし南米で高く、東南アジアで低いとか、米国（7～16％）の方がフランス（2～3％）より高いなど、地域や国によって違いがあるようです（注a-3）。

また都市部の方が郡部よりも高いという報告や、経済状態との関係を指摘する報告もあります。たとえば2万人を対象にした日本でのネット調査では、男性の場合、下痢系の過敏性腸症候群の人は、過敏性腸症候群でない人に比べると、役職が高く年収も高いという結果でした（注a-7）。

診断とタイプ別分類の概要は図表1-1のようです。これは過敏性腸症候群の診断に際して、世界的に使われているローマ（Rome）Ⅳ基準によるものです。

なお2016年に発表されたローマⅣ基準からは過敏性腸症候群と診断するためには腹痛があることが必須となりました。このため腹痛がない普通の便秘（機能性便秘）や、お腹の「不快感」はあるが痛みはないという場合は、過敏性腸症候群とはいえないことになりました。また後ほど第4章おなら（ガス型）で説明しますが、ローマⅣ基準では過敏性腸症候群のガス型という病名はありません。

便秘型。普通の便秘症とどこが違う？

便秘には次の三つのタイプがあります。

（1）弛緩性便秘

図表1-1　過敏性腸症候群の診断基準（RomeⅣ）

最近3ヵ月の間に、月に3日以上、腹部の痛みが繰り返され、
下記の3項目のうち2項目以上の特徴を示す
　排便によって症状がやわらぐ
　症状とともに排便の回数が変わる（増えたり減ったりする）
　症状とともに便の形状（外観）が変わる（柔らかくなったり硬くなったりする）

過敏性腸症候群の4つのタイプ
便秘型(IBS-C)
　硬便や兎糞状便が25%以上あり、軟便(泥状便)または水様便が25%未満
下痢型(IBS-D)
　軟便(泥状便)や水様便が25%以上あり、硬便または兎糞状便が25%未満
混合型または交代型(IBS-M)
　硬便や兎糞状便25%以上あり、軟便(泥状便)または水様便も25%以上
分類不能型(IBS-U)
　便性状異常の基準がIBS-C、D、Mのいずれも満たさないもの

腸の動きが悪いため便が大腸に長く留まるものです。便が大腸で長く留まると、水分が吸収されてしまい、結果として便が硬くなるのです。このタイプの便秘は高齢者や、やせ形の女性に多い傾向があります。弛緩性便秘は「腸の慢性的な疲労や基礎体力の低下のため」といえるでしょう。

（2）直腸性便秘

習慣的な排便のガマンや浣腸の乱用などが原因で、直腸に便があっても便意が起こりにくくなっている状態です。要するに「腸に無理をさせ過ぎて腸が疲れてしまった状態」です。

（3）痙攣性便秘

これが過敏性腸症候群の便秘です。腸が動かないのではなく、動き過ぎている状態です。このため腹痛も起こりやすくなるのです。「腸はがんばってはいるが、無駄な動きをしている状態」なのです。

少し脱線しますが、一般的にエネルギーロスが一番少ない持続的な動きは、規則性のあるリズム運動を伴います。たとえばビール瓶の中に水が入っている場合、その水を素早く出すにはどうすればよいでしょうか？　やたらビンを振ってもかえって出ないものです。一番効率よく早く水を出す方法はビール瓶をゆっくり回旋させて、渦を作った状態で出すことです。円運動は一番なめらかなリズム運動だからです。

腸においても同じことがいえます。腸に負担が少なくかつ効率的に腸内の不要物を出すのには、規則的なリズムがあった方がスムーズです。実際、健康的な排便がある腸には規則的なリズムがみられます（もちろん回転はしませんが）。

ストレス状態にあるとき、腸は無秩序にも見える動きをします。これではエネルギーロスが過剰に発生してしまいます。もともと人間の体は無駄な動きが少なくなるように設計されているはずなのに、なぜ腸はそんなエネルギーロスを伴う動きをしてしまうのでしょうか？

ストレスという言葉を提唱したキャノンは、１９２９年に「動物は恐怖に反応して交感神経系の神経インパルスを発し、戦うか逃げるかを差し迫る状態になる」と述べています。これは過敏性腸症候群にも当てはまる言葉だと私は考えています。おそらく腸も、ストレス状態において交感神経の興奮によって「戦うか逃げるかを差し迫る状態」になっていて、その現象の一つが腸のけいれんや過剰なぜん動なのでしょう。

ちなみに日本語で「はらわたが煮えくり返る」という言葉があります。これは怒りの場合に使う言葉ですが、交感神経の興奮による腸のケイレン状態を表現した、実に適切な表現といえるでしょう。なおこの話題には後ほどもう一度触れます（Ｐ37）。

下痢型。他の下痢とどこが違う？

腸には毎日９ℓもの水分が流れ込んでいます。その内訳は食事から２ℓ、唾液から１ℓ、胃液から２ℓ、そして胆汁や膵液、腸液からが４ℓです。一方、流れ込んだ水分のうち８ℓが小腸で吸収され、残り１ℓも大半は大腸で吸収されてしまい、差し引き便として出る水分は０・１〜０・１５ℓだけです（ちなみに尿は血液中の不要物が腎臓で濾過される際に出るもので、一日約１・５ℓ出ます）。

正常な有形便の水分含有量は70〜80％です。水分量が80〜90％になると泥状便に、そして90％以上になると水様便になります。下痢は１日あたりの便に含まれる水分量が０・２ℓ（２００㎖）以上の状態を指し、次の三つのタイプがあります。

（１）浸透圧性下痢

浸透圧性下痢は食べ物がたくさん腸管内にあると、腸管内の濃度が腸管外（臓器側）の濃度よりも高くなるため、浸透圧の原理により水分が腸管内に流れ込んでしまって生じる下痢です。飲み過ぎや食べ過ぎ、乳糖不耐症（Ｐ48）、セリアック病などの下痢はこのタイプです。下痢は食物を摂取することで生じ、絶食により止まります。

（2）分泌性下痢

腸に入った細菌による毒素や、ホルモンなどが引き金となり、腸管壁から腸管内腔に分泌される水分量が増えるために起こります。浸透圧性下痢とは異なり、絶食にしても直ぐには改善しません。これは腸が細菌を排除しようと積極的に水を腸管内に放出して洗い流そうとしている状態といえるでしょう。

（3）滲出性下痢

腸の炎症のために血液成分や細胞内の液体などがしみ出て、便の水分量が増えるために生じます。また、腸からの水分吸収の低下も関係します。潰瘍性大腸炎やクローン病などでの下痢がこれに該当します。なおO-157やノロウイルスといった細菌やウイルスによる下痢は分泌性下痢と滲出性下痢との両方の要素があります。

分泌性下痢は腸自身の指令で、水分を積極的に腸管内に放出することで生じるのですが、滲出性下痢は腸の炎症のために腸管壁の隙間が広くなった結果として、水分が腸管内にしみ出る現象です。

（4）ぜん動運動性下痢（過敏性腸症候群の下痢）

腸は、食物を口側から肛門側に移動させるためにぜん動運動を繰り返しています。ぜん動運動が活発すぎると食べた物が短時間で腸を通過してしまい、水分の吸収が不十分になって下痢になります。過敏性腸症候群の他、甲状腺機能亢進症（バセドウ氏病）などでの下痢がこれに該当します。

「腸自体はどこも悪くない」――過敏性腸症候群は機能的疾患

過敏性腸症候群の特徴をもう少し知るために、同じ大腸の病気である潰瘍性大腸炎（UC）と比較しましょう。あるHPにはこんな説明がありました。

〔潰瘍性大腸炎は下痢や腹痛、血便、発熱、貧血などの症状を呈します。潰瘍性大腸炎は大腸の粘膜に炎症が生じて、びらんや潰瘍ができる慢性の病気です。〕

過敏性腸症候群と潰瘍性大腸炎は、どちらの病気も下痢や腹痛があるところは似ていますが、過敏性腸症候群には血便や発熱、貧血という症状はないので、そこが違うようですね。

これに加えて、さきほど述べた過敏性腸症候群の説明は、症状と便の性状に関してだけでしたが、潰瘍性大腸炎の説明では「粘膜の炎症」「びらんや潰瘍」という病理解剖学的な所見が述べられている点も違いますね。

つまり潰瘍性大腸炎は臓器や組織の形態的異常が生じている病気、すなわち器質的疾患です。一方、過敏性腸症候群は器質的な病変は見つからないのに症状が出る病気、すなわち機能的疾患なのです。

これは、一言でいうと過敏性腸症候群は「腸自体はどこも悪くない」ことを意味するのです。家電製品やパソコンに例えると潰瘍性大腸炎はハードの故障ですが、過敏性腸症候群はハードでの問題はないが、ソフトに不具合が生じている状態といえるでしょう。

では腸自体はどこも悪くないのに、どうして症状があるのでしょうか？　詳しくは後ほど述べますが、ここでは先ほども出したレストランのたとえで説明しましょう。

腸は食べ物を消化吸収して、それをエネルギー源として体内に送り出します。レストランのコックは食材を調理して、お客さんに栄養源となる料理を送り出します。私が腸をコックである料理長、腸さんに例えたのはこうした理由からです。

ではコックの腕は良いのに評判が悪いレストランがあるとすれば、どんな原因が考えられるでしょうか。大きく分けて三つあります。一つ目は食材や調理場の環境が悪いケースです。これは人間なら、食べ物や腸内細菌に問題があるという例でしょう。二つ目は経営方針が悪かったり、コックと経営陣とがトラブルを抱えていたりするケースも考えられますね。これは脳と腸の関係がうまくいってない例になります。

三つ目としては、コックが何らかの理由でイライラしていたり、調理に対する情熱が失せていたりするケースもあるでしょう。これが腸自身の問題（機能的な問題）に相当するものでしょう。これらが、コックの腕自体は良いのに、評判が悪いレストランになる原因、つまり「腸自体はどこも悪くない」のに症状がある状態、すなわち機能的疾患の原因というわけです。

要約すると、過敏性腸症候群の症状を左右するのは「腸を取り巻く環境（食べ物や腸内細菌）」「脳と腸の関係（ストレスなど）」「腸自身の問題（機能的な問題）」の三つです。これはどうやったら過敏性腸症候群の症状を軽減できるかという話にも直結します。

もっとも過敏性腸症候群が本当にどこも悪くないとか、純粋な機能的疾患だとは断言しきれない、というのも実情です。それというのも、もともと過敏性腸症候群は症状に対して付けられた病名なので、異なる病態の病気が混ざっていますし、将来、過敏性腸症候群の全タイプにおいて（微小な）器質的異常が見つかる可能性も十分あると思われるからです。

この話は第6章（P138）で詳しく述べます。

料理長、腸さんの毎日（2）——過敏性腸症候群の特徴

（P14より）会社組織になってからというものは、腸さんは調理に専念できるせいか以前にも増して料理の腕が上がりました。このため腸さんの料理を求めて遠方からやって来る客も増え、順調といえる日々が続いていました。

ところがある日、普段は調理場には顔を出さない脳さんが腸さんのもとにやって来て、「最近、店の売り上げが落ちているだ。腸さん、なんとか頑張って盛り返してほしいんだ」と言いにくそうに切り出したのです。

腸さんにとっては予想もしなかった言葉だったので思わず声を荒らげました。「最近、注文が減っているのは知ってるよ。でも、それは今年の夏が異常に暑かったせい。それを俺のせいにするのは責任転嫁ってものだよ」

脳さんはその剣幕に押され「もちろんその通りだよ。ただこの前、『味が落ちた』と客からクレームが出たんだよ。もちろん、私はそんなことは絶対ないと信じているけど、一応伝えておいた方がいいのかなとも思って」と言い訳しながら、逃げるようにその場を立ち去りました。

腸さんはしばらく怒りが収まらなかったのですが、その一方で「味が落ちた」という

言葉が頭から離れません。たしかに最近はお客の食べ残しが目立ちます。試しに客の食べ残しをつまんでみましたが、ふだんより味がくどいようにも、以前と同じ味のようにも思えて、判断できません。

考えるほどますます分からなくなったので、気を取り直してオーダーがあった調理に取りかかったのですが、やはり気になります。そこで調味料を足してみたり、水を加えたりして味を調えようとしたのですが、工夫すればするほど、どれが普段の味だったのかも分からなくなってきました。

そんなことをしていると今度はサービス係の手足さんがやって来て「腸さん、お客から料理が遅いとクレームが出てます。なんとかなりませんか」と催促されました。

その言葉に煽られて調理を急いだら、今度は手順を間違えてしまいました。こんなことは長い間、なかったことです。

腸さんは、なんとかオーダーがあった料理を作り終えたものの、手順を間違うほど混乱している状態では、仕事を続けるのはとうてい無理だと考え、早引けすることにしました。すると脳さんがすっ飛んできました。「腸さん、困るじゃないか。閉店までまだ一時間近くあるし、だいいち今日中に処理しないと困る食材だってあるのを知っているでしょう」

すっかりめげている腸さんにとって、この言葉は追い打ちをかけるものでした。腸さんは思わず「食材をどうするかは料理長のオレが決めることだ。余計な口出しはやめてほしいな」と脳さんを怒鳴りつけました。

この日以来、腸さんと脳さんの関係はギクシャクし始めました。脳さんは料理の遅れや客の反応を過剰に気にするようになりました。一方、腸さんは自分の作った料理に自信が持てなくなり、味付けも中途半端なものになりがちです。またしだいに客足も遠のくようになったため、脳さんの顔色を窺う日も多くなりました（P58につづく）。

特徴的な病態（1）――知覚障害（知覚過敏）

たとえ話で伝えたかったことは、過敏性腸症候群では味覚異常（知覚障害）や、仕事がスムーズにできない状態（運動機能障害）があり、これにはストレスも絡んでいるということです。

また料理長の腸さん場合もそうですが、ここに挙げた要因のうち、一つだけの不調、それもごく小さな不調でも、それがきっかけとなって、お互いに悪い影響をもたらす悪循環が生まれます。

ただし、逆にこのうち、一つでも良い方向に向かえば、全部が良い方向に向かう可能性もあることをも意味します。これは後でも述べますが、過敏性腸症候群の症状を改善するための大事なポイントだと私は考えています。

さて、もう少し過敏性腸症候群に特徴的な病態を説明しましょう。まずは知覚過敏などの知覚障害です。たとえ話で出た味覚異常も知覚障害の一つです。少し脇道に逸れますが、味覚は唾液に溶けた化学物質が舌を刺激し、それが味神経を経由して味覚中枢に伝えられて生まれるもので、ヒトの味覚には甘味や酸味、塩味、苦味、うまみの五種類があるとされています。さすがに全く同じではありませんが、腸にも甘みや苦みなどの感覚器官があります（注a-4）。

なにしろ感覚は単細胞生物にも備わっているのですから腸にあっても不思議ではありません。たとえば単細胞生物のゾウリムシにも、餌に含まれる特定の化学物質に近寄る性質があります（走化性）。また先程紹介した腔腸動物のヒドラは特定の化学物質を探知して（食べようとして）口を開けるという行動を取ります。

ヒトの場合、口と腸は別々の場所にあります。しかし口を経由するにせよ腸は外界と直接繋がっているので、有益な栄養物だけでなく有害物質も入ってきます。このため有益か有害かを識別できる仕組みが腸に備わっていて、万が一のときには脳の指示を待たずに即座に対応できた方が、生体を守るためにも有益なはずです。レストランのたとえ話で説明すれば、腐敗食品が調理場に持ち込まれたとき、いちいち経営者に相談するよりも現場で廃棄処分を決断した方が被害を最小限に止められますが、それと同じ理屈です。

ところで、過敏性腸症候群における知覚過敏の研究は、現時点では主に痛覚に向けられています。先程も話したようにローマⅣ基準では慢性的な便秘や下痢だけでは診断基準を満たさず、腹痛がないと過敏性腸症候群とは呼ばないのです。これだけからも過敏性腸症候群の研究にとって、痛覚の研究は重要なテーマになることが推測できるでしょう。

腸などの消化管には、消化管内の状態や自身の変化を知覚して判断を下す仕組みが備わっています。飲食物やガスが消化管に入ってくると、それを察知（知覚）して、ぜん動反射（食べ物をぜん動によって肛門側に送る）や胃大腸抑制反射（大腸を弛緩させる）といった運動が生じますし、内臓の状態を脳中枢に伝えて、内臓感覚（お腹の感覚）をもたらす仕組みもあります。

日常的には内臓感覚は空腹感や満腹感として自覚的に感じることができます。内臓感覚には物理的刺激や炎症など、消化管に生じた非常事態を関知し、痛みとして異常を知らせるセンサーとしての役割もありますし、情動とも深く関わっています。ただしちょっとした便秘など、軽微な変化では意識的に知覚されることはなく（サブリミナル）、一定以上の変化が生じたときに初めて膨満感や腹痛として感じるような仕組みになっています。

ところで、もともと痛みは、外傷や炎症などによって自分の体が傷害を受ける時に感じる感覚です。ところが過敏性腸症候群の場合、患者さんが訴える痛みに見合う異常が見つからないのです。ではなぜ、過敏性腸症候群の人はお腹が痛くなるのでしょうか？

その理由は過敏性腸症候群では、健康な人に比べて弱い刺激でも腹痛を感じるからです。これが知覚過敏とされるものです。この現象はたとえば風船のようなものを肛門から挿入し、膨らませることで大腸に刺激を与えると、健康な人は強く刺激しないと腹痛を感じないのに対し、過敏性腸症候群の人ではそれより弱い刺激でも腹痛を感じることからも観察できます（注a-3、注a-5）。

特徴的な病態（2）――運動機能障害

過敏性腸症候群にみられる二つ目の特徴は、腸のケイレンや過剰なぜん動運動といった運動機能障害です。

ちなみに知覚障害に加えて運動機能障害があるのは単なる偶然とはいえません。ゾウリムシやヒドラの話にも出ましたが、全ての動物は光や温度、エサといった外界からの刺激を知覚して反応（運動）するように出来ています。つまり刺激→知覚→反応（運動）という一連の流れがあります。ですから腸を一つの生き物としてみると、知覚異常があると運動にも支障が出るのはむしろ当然なのかもしれません。

さて話は運動機能障害に戻ります。腸のぜん動はゆっくり規則正しく行われることで、はじめて栄養物や水分が十分に吸収され、また腸管内の内容物が肛門方向に押し出されていきます。過敏性腸症候群の下痢型では過剰なぜん動が生じていて、一方便秘型では大腸のケイレンが生じているとされています。

腸の運動機能に異常があることは、便秘や下痢になりやすいことを意味し、また知覚過敏があることは腹痛やお腹の不快感を伴いやすいことを意味します。一方「緊張するとお腹が痛くなる」とか「不安になると下痢をする」といった症状があるのは、腸の運動がストレスや不安とも関係していることを意味するのでしょう。

特徴的な病態（3）――心理的ストレスと脳腸相関

過敏性腸症候群の三つ目の特徴的な病態として、心理的なストレス（心理的要因）があります。これは今述べた知覚過敏や運動異常とも互いに関連しています。それというのも脳と腸には脳腸関相と呼ばれるお互いに連絡を取り合う仕組みがあるからです。

たとえば抑うつや不安、ストレスなどがあると腸の運動機能に支障をきたします。逆に腹痛やお腹の不快感などがあると、情動中枢である脳の大脳辺縁系に伝わり、抑うつや不安などを引き起こし、これらがさらに腸に悪影響をもたらします。こうした脳と腸の関係には、神経やホルモンの他に、最近では腸内細菌も関係しているとされています。

過敏性腸症候群に脳腸相関が深く関わっていることはさまざまな実験からも裏付けられています。たとえば過敏性腸症候群が重症化するほど不安やうつ症状が悪化したり、痛みやさまざまな身体症状を引き起こすことが分かっています。また過敏性腸症候群の人において、健康感や活力、社会生活機能、精神的な日常役割機能といったＱＯＬ（生活の質）が健常人よりも低下するという報告もあります（注ａ‐3）。

さらに過敏性腸症候群がストレスと関係することも証明されています。たとえば実験で社会的ストレスを与えると、大腸の運動や、大腸平滑筋の筋電図が亢進するという報告（注a-6）や、不安傾向が強い人ほど、大腸刺激によって大腸運動が盛んになるという報告もあります。

この他に、過敏性腸症候群の人では、消化管を刺激するとストレス反応を支配するとされている大脳の扁桃体や前帯状回、島などの活動亢進が見られます。

どんな性格の人に多い？　性格やストレス

過敏性腸症候群はどんな性格傾向の人に多いのでしょうか。ある自己分析によるインターネット調査（注a-7）では、真面目で几帳面71・4％、責任感が強い73・2％、神経質な方81・0％、緊張しやすい80・4％という結果が出ています。

こうしたデータは調査方法などによって大きく変わるのであくまで参考程度にしかなりませんが、常識的にもこんな性格傾向の人ならきっとストレスを抱えやすいだろうと想像できるでしょう。

もちろん過敏性腸症候群の人が全員、ストレスを抱えているというわけではありません。しかし、患者さんと実際接していると、ストレスと症状が関係していると思われる例が多いのです。ここではそうした実例を挙げましょう。

・仕事のプレッシャー　下痢型　Nさん　26歳女性

「私は4年前に営業職として今の会社に入りました。会社での評価は悪くないし、自分でもうまくやれているという自信があったのです。ところが同僚が辞めたので、同僚が担当していた顧客を私が代わりに担当することになったのです。上司からは『頼むぞ。君が担当することになった今度のお客は、わが社で一番の大口なんだ。分かっているよな。お客が機嫌を損なう事態になると、どうなるか』と言われたのです。

最初のうちは『一番の大口を任されたということは自分の実力が評価されたからだ』と思って、むしろ嬉しかったですけど、そのお客と一度会っただけで、前の担当だった同僚がなぜ辞めたかも分かりました。

何しろ社会人としてどうなのかと思うような態度と口のきき方をする人で、二度と会いたくないと思いました。それなのに会って二日後に、その客から『来るように』との電話があったのです。『何を言われるのだろうか。また嫌な思いをすることになるのかな』などと考えているだけでお腹に鈍い痛みが走って、それでトイレに駆け込むとひどい水下痢でした。それからですね。大事な客に会う前になると、下痢するようになったのは」

・学校がストレス　便秘型　S子さん　13歳女性

「前の夜は学校に行くつもりで、ちゃんと準備して教科書もカバンに入れて寝るのです。でも、朝になって学校に行く時間が近くなると急にお腹が痛くなる。トイレに入っても、便がなかなか出ないし、お腹が痛いのも治らない。ぐずぐずしているうちに時間が経ってしまって『今から出ても遅刻するだけ』と思うと、余計に学校に行きにくくなる。でも休むと決めて家にいると、午前中には痛いのが無くなるのです」

「腸（はらわた）が煮えくり返る」は下痢型には当てはまらない？

余談になりますが、「腸（はらわた）が煮えくり返る」と言う言葉があります。辞書には「腹が立って怒りをこらえることができない状態」という説明があります。この言葉自体は、感情と腸の関係を適切に表す優れた日本語だとは思いますが、私はこのような状態になる下痢型という人はあまり見かけた経験がないのです。ただしこんな例なら実際に目撃しました。

学生時代の親友、G君の話です。G君は下痢型で、症状のためときどき授業中に教室を抜け出すこともあった人です。G君はとても温厚な性格で、私とちょうど反対に真面目な努力家です。ところがあるとき私とG君が同じ教科の追試を受けるはめになりました。落とすと留年がかかっています。日頃から授業をさぼりがちの私は、何か追試に役立つ情報はないかと必死でした。

そんなおり、クラスメイトのA君が「追試を受ける者同士で話し合おう」と提案してきました。A君は理屈っぽいため、どちらかというと皆から敬遠されている人でした。しかし私には、その提案が朗報に思えたので、G君にも「一緒に行こう」と誘いました。

追試の前日、追試が必要な10名のほぼ全員がA君のマンションに集合しました。するとA君は「せっかく集まったし、まずは店屋物でも取って食べよう。そうだ釜飯にしよう」と提案しました。その話を聞いたとき私は「A君は多分、追試の内容を熟知していて、その説明に時間がかかるのだろうな」と思い、反対しなかったのですが、注文先の釜飯屋は出来上がるのが遅いことで評判なのが少し気になりました。

案じたとおり釜飯が届けられるまでに一時間近くかかりましたが、他のメンバーとも追試を受ける者同士の連帯感のようなものも生まれ、この間、和やかな話が弾んでいました。

やがて釜飯も食べ終わり、A君の話が始まりました。ところがその内容は、試験とは何の関係もない話ばかりなのです。そんな話が延々と続くので、痺れを切らしたG君が

「時間がもったいないから本題の、明日の追試の話をしようよ。何か情報を持っているのだろ？」と尋ねると、Ａ君は「情報を持っているかだって？　そんな話は僕はしていないよ。ただ僕は、他のテストが落ちて留年が決まっているんだ。だから少しでも留年する仲間がいた方がいいかなと思って今日集まってもらったんだ」と平然とした顔で返答したのです。

それを聞いて私はあっけに取られました。追試に合格したいために集まったのに、Ａ君の意図は、明日の追試のための勉強時間を減らして、みんなを不合格にするためだと分かったからです。

そこに居合わせたメンバーは口々に怒りを露にして「あきれたよ。こんなことを思い付くのはお前ぐらいだよ」「最低だな」といった罵声をＡ君に浴びせたのですが、Ｇ君だけは怒りを表現することなく「ちょっとトイレに」とだけ言って席を立ちました。後で聞くとひどい下痢だったそうです。

Ｇ君の例から、下痢型の人も怒りによって腸の動きが活発になることはあるのでしょうが、怒りを抑えられないのではなく、怒りを抑えてしまうので下痢になるのではないかと推測しています。

ストレス。自分では気づかないことがある

ストレスがあるかどうかの判定は意外なほど難しいものです。その理由は本人が自覚できるとは限らないからです。たとえば下痢と腹痛に困って受診したN氏（45歳）の例です。

〈N氏は1カ月ほど前から、会社に行く朝になると決まって下痢と腹痛が起きるようになりました。大腸ファイバーなどの検査では異常所見がないのに症状が改善しない、という理由で消化器科から紹介されて受診しました。

N氏が「下痢の原因になるようなものは思い当たらないし、特別のストレスもない」と語るので、消化器科では処方されなかった、いくつかの下痢や腹痛に対する薬を試したのですが、やはり効果がありません。

そこで私が「小さいことでもいいので日々の生活で何か困ることはないですか？」と質問したところ、下痢になったのとほぼ同時期に「毎晩のように悪夢にうなされるようにもなった」と、次のような話をしてくれました。

「夢の内容はいつも同じです。夢の中では、私は試験が間際に迫っていて、焦って勉強をしているのです。自分なりに一所懸命やっているのですが、他の用事ができたり、じ

ャまが入ったり、勉強した参考書には肝心な箇所が抜けていたりして、他の仲間は合格するのに自分だけが決まって不合格になるのです」

その夢の話を聞いて、私は「夢の内容に近いことで何か思い当たることはありますか？」と尋ねてみました。するとN氏は「そういえば、その頃から新しいプロジェクトのメンバーになったのです。そこでは確率や統計などの数式を使った議論が多いのですが、私は文科系出身なので苦手なのです。なんとかしようと思って家に帰ってからも勉強しているのですが、なかなか追いつけないのです」と述べ、「夢の内容と今の状況が関係あるとは思ってもみませんでしたが、そうやって考えてみると今の職場がストレスなのですかね」と話を結びました。

その後、プロジェクトの仲間と話し合い、分析調査の担当から元々得意としていた企画担当に代わったところ、いつのまにか下痢症状も悪夢も消失しました。」

私はストレスを自覚していない人は意外なほど多いと考えています。その場合でも薬である程度は症状が改善することも多いので、ストレスを自覚しないまま経過するというのが実情ではないでしょうか。

寝ている間は症状がない？

睡眠の話が出たので述べておきますと、過敏性腸症候群の人は睡眠中には症状があまりないのです。下痢型なら「夜中に何度も下痢のため目覚めてトイレに行く」とか、ガス型なら「夜中にお腹が張ってしかたがない」「寝ているときにおならがたくさん出る」などと訴える人は少ないのです（呑気症の一部の人は別です）。

その理由として考えられることは次の二点です。まず睡眠中は交感神経が抑制され、副交感神経主体になり、腸の活動性が増します。これに加えて当然ですが、睡眠中は昼間のようなストレスに晒されることがないため、脳が腸に負担となるような指示を出すことも少なくなるからでしょう。

逆に睡眠中に下痢や腹満、おならといった症状が続くようなら、他の病気の可能性も検討した方がよいでしょう。ただし、こんなケースもありました。睡眠中を含めて「いつもお腹が張る」と訴える人です。一人は過去にお腹の手術をしている人でした。おそらく手術をした傷跡のために腸の動きに制約が出ていると考え、寝る前に漢方薬の大建中湯を処方したところ、ある程度ですが改善しました。

もう一人は開腹手術の経験はなく、「夜中にお腹が張って目覚めるが、日によって違う」と訴えるので、夢の内容がお腹が張る原因を作っているのかもしれないと考え、就眠前に抗不安薬を処方したところ、お腹の張りで目覚めることが激減しました。抗不安薬はレム睡眠に影響に与え、夢見や悪夢が減ることがあるのですが、その性質を利用して処方してみたのです。

過敏性腸症候群の人は不安障害やうつ病にもなりやすい

ストレスの話が出たついでに、今度は過敏性腸症候群と関係が深い精神的な病気について話します。一番関係が深いのは不安障害（空間恐怖、社交不安障害、対人緊張）です。不安障害があると過敏性腸症候群になりやすいし、逆に過敏性腸症候群があると不安障害になりやすいという報告もあります（注a-8）。

これはよく考えたら当然ともいえます。下痢や腹痛があると、「外出したらまた症状が出るのではないか」といった不安（予期不安）が生じたり、電車や学校、職場などの外出先で、実際にお腹の症状に加えて不安や動悸が生じたり（乗り物恐怖、空間恐怖）しがちです。またこうした事態をくり返すと、人と会うことにも不安や緊張を感じやすくなります（社交不安障害、対人緊張）。さらに不安を感じる生活を続けていると、腸も不調になるという脳（不安などの精神症状）と腸との相互作用による悪循環が形成されます。これは先程述べた脳腸相関ですね。

それだけでなく、社会への参加を躊躇するようになったり、ひいてはうつ状態（うつ病）になったりすることも珍しくありません。実際のところ、うつ病は不安障害に次いで過敏性腸症候群に合併しやすい精神疾患ですし、過敏性腸症候群の発症要因になるという報告もあります。

ストレスが関係しない過敏性腸症候群もある

過敏性腸症候群は単一の病気ではなく、あくまで症状を中心とした症候群なので、ストレス以外が原因になる例もあり、それは次のようなものです。

（1）炎症――感染性腸炎後過敏性腸症候群

最近、急性の胃腸炎を発症した後に過敏性腸症候群になるというケース（感染性腸炎後過敏性腸症候群）が注目されています。細菌やウイルスによる感染性の胃腸炎になると、その後に過敏性腸症候群になる確率が6～7倍に増加するという報告もあります（注a－3）。

これに関連して、過敏性腸症候群の原因の一つとして大腸粘膜の炎症が推測されるようになっています。ただし炎症といっても大腸ファイバー（大腸内視鏡）では分からない程度の微細なものですが、顕微鏡などで免疫賦活細胞と呼ばれている肥満細胞やリンパ球などの増加が見られるなど、炎症を窺わせる所見が観察されています（注a-3）。

（2）形態異常型

機能的疾患とは呼べない特殊例として「形態異常型」があります。これは腸管の形が歪なために通過障害が生じるものです。形態異常型の排便の特徴は「硬い少量の便が出た後に、大量の下痢や軟便が出ること」です。そうなるのは腸のねじれた部位が栓のようになっていて、その部分にある硬い便が出ると、それまでつかえていた下痢便や軟便が大量に出るためです（注a-9）。

（3）胆汁性下痢型

胆のうから分泌される消化液である胆汁が原因で、食後に下痢になるタイプです。

（4）腸内細菌との関連

これについては後ほど詳しく述べます。

（5）体質や遺伝的素因など

以前から体質とでも呼ぶべき腸自身の脆弱性も指摘されています。

過敏性腸症候群と間違いやすい病気、似ている病気

過敏性腸症候群と症状や病態が似ている病気を紹介します。

・潰瘍性大腸炎（UC）

過敏性腸症候群と症状も病態も似ている代表的な病気として、潰瘍性大腸炎がありま す。これは大腸にびらんや潰瘍ができる炎症性の病気です。初めて症状が出る（初発）年齢は20歳台が多いのですが、中年以降が初発というケースも少なくありません。

下痢や軟便、腹痛が続くこと、そして排便で腹痛が軽くなったり、ストレスで悪化しやすいという点は似ていますが、血便や熱が出る点が異なっています。どちらの病気か分からないときは大腸ファイバーなどの検査が必要です。

・クローン病

クローン病は主に小腸に生じる炎症です。主な症状は腹痛（主に右下腹部）や下痢、血便、発熱ですが、潰瘍性大腸炎と違って炎症は口から肛門まで全ての消化管に生じるため、多彩なさまざまな症状が出現します。

以前は稀な病気だとされていたのですが、最近は急増しているため注目されています。急増の原因として、食事の西洋化が関係しているようです。初発年齢が10歳台後半～20

歳台前半と若いのも特徴です。診断は大腸ファイバーなどで行います。

潰瘍性大腸炎とクローン病は、過敏性腸症候群と紛らわしいだけでなく、過敏性腸症候群から潰瘍性大腸炎やクローン病となる確率も高いので、過敏性腸症候群の近縁疾患としても注目されています。

・大腸憩室、憩室炎

大腸憩室は大腸の壁に小さな袋状のくぼみ（憩室）ができたものです。憩室自体は無症状で治療は不要なのですが、憩室内に便や異物が紛れ込むと腹痛や便秘、出血などの症状が出ます。大腸憩室は、昔は日本人には稀だったようですが、肉食など低繊維食が多い食生活になるにつれて増加しています。またこの病気は加齢と関係があり、40歳以下は稀ですが、90歳台になるとほとんどの人に大腸憩室ができます。

・大腸ガン

大腸ガンは初期には症状がありません。進行すると便秘や下痢、ガス、腹痛、疲労感などの症状が出ます。大腸ガンは近年増えていて、その原因としては肉食などの食生活の変化があるとされています。

症状だけでは大腸ガンと過敏性腸症候群との区別がつかない場合も少なくありません。ストレスや生活の変化などが無いのにこうした症状が続くようなら過敏性腸症候群と決めつけないで、消化器科などを受診した方がよいでしょう。

・**乳糖不耐症**

乳糖不耐症はラクターゼ（乳糖分解酵素）が生まれつき欠乏しているために起こります。症状としては腹部膨満や腹痛、下痢、腹鳴（お腹がゴロゴロする）などがあります。なお、意外と知られていないのですが、厳密にはほとんどの人は乳糖不耐症で、一定以上の量の牛乳を飲むと、だれでも下痢や腹痛が生じます。したがって乳糖不耐症が問題となるのは少量の牛乳でも症状が出る人に限られます。

旧石器時代においては、ヒトは乳離れ（母乳を飲むことを止める）した後は乳糖（ラクトース）を口にする機会がないため、ラクターゼ（乳糖分解酵素）を持たなかったようです。しかし生活が狩猟採集から農耕へと変化し、やぎや牛など家畜の乳を飲むようになった以降に、ヒトの体がラクターゼを産生できるように変化した（遺伝子レベルでの選択）とされています。

こうした事情のため、家畜を飼う習慣がなかったアメリカ先住民などは今でも乳糖不耐性の人が多いなど、民族や地域差が大きい病気です。

・**機能性消化器疾患（ＦＧＩＤｓ）**

お腹の不快感や腹痛、下痢などの消化器症状があるにもかかわらず、胃カメラなどでは異常を認めない一連の病気を機能性消化器疾患（ＦＧＩＤｓ）と呼び、過敏性腸症候群もその一つに分類されます。過敏性腸症候群以外の代表的な病気としては、後ほど第4章で述べる呑気症に加え、次のようなものがあります。

ａ　逆流性食道炎などの胃食道逆流症（ＧＥＲＤ）

胃酸の逆流が原因となって胸焼けがある状態で、過敏性腸症候群の約3割がこの病気を合併しているとされています。

ｂ　機能性ディスペプシア（ＦＤ）

もともとこの病気は慢性胃炎の一つとされていたのですが、ピロリ菌などの原因がないのに、慢性的なみぞおちの痛み（心窩部痛）や胃もたれなどの症状がある場合に付けられます。

過敏性腸症候群の腹痛は腹部全体、特に左腹部の痛みですが、機能性ディスペプシアではお腹の上部が痛むことが多い点が違います。ただしストレスが関係することや、消化管の運動機能異常や知覚過敏がある点は過敏性腸症候群と共通しています。過敏性腸症候群の20～40％が機能性ディスペプシアを合併しているとされています。

第2章　腸のしくみと役割

消化吸収のしくみを知るだけで誇大広告のウソが見抜ける

腸の主な役割は消化と吸収です。食べ物は口と胃で、細かく砕かれた後、十二指腸を経て小腸に移動する間に、化学変化によってより小さい分子組成になります。それでもまだ固まり（分子組成）としては大きすぎて吸収できません。そこで小腸は消化液を分泌して再度、化学変化を促し栄養素を生体に取り込みやすいサイズにします（図表2-1参照）。

ところで「消化吸収のしくみなんか、知らなくても困らないのに」と思う人もいるかもしれません。私もその意見には反対ではないのですが、ちょっとしくみを知るだけで健康食品や化粧品の「ウソ」が見抜ける、ということも覚えておいてほしいのです。

たとえば生物学者の福岡伸一氏は著書、動的平衡（木楽舎）の中で健康食品としてコラーゲンやコンドロイチン、ヒアル

図表2-1　食べた物の行き先

食べた物	分解されてできた物	行き先		
炭水化物 →	二糖類→ブドウ糖	→ 肝臓(一部は貯蔵) →	静脈	→ 心臓へ
タンパク質 →	ペプチド類→アミノ酸	→ 肝臓(一部は貯蔵) →	静脈	→ 心臓へ
脂肪 →	脂肪酸とグリセリン	→ リンパ管 →	大静脈	→ 心臓へ

注1　炭水化物とは多糖類(デンプン)や二糖類(砂糖、乳糖)、単糖類(ブドウ糖、果糖)、繊維質を含めた総称
注2　ビタミンは一部形を変えるが、特徴は残して小腸や大腸で吸収される

ロン酸などがもてはやされている現状に疑問を投げかけています。その理由は明快で、たとえばコラーゲンはタンパク質なので、アミノ酸にまで分解されて初めて腸管に吸収されます。ですからコラーゲンを食べたからといって、体内のコラーゲンを補給することにはならないのです。

また軟骨の構成剤であるコンドロイチン硫酸やヒアルロン酸などは、膝などの関節痛に効果的だという話がありますが、このどちらも蛋白質と糖が結合している糖蛋白（ムコ多糖体）であり、ブドウ糖とアミノ酸にまで分解されて初めて吸収されるので、やはり直接的には役立ちません。

福岡氏は「巷間には『コラーゲン配合』の化粧品まで氾濫しているが、コラーゲンが皮膚から吸収されることはありえない。分子生物学者の私としては『コラーゲン配合』といわれても『だからどうしたの？』とか応えようがない」とし、さらに「これと同じ構造の『健康幻想』は、実は至るところにある。タンパク質に限らず、食べ物が保持していた情報は、消化管内で完膚なきまでに解体されてしまう（P78）」と述べています。

ある食品や物質を摂ると痛みが楽になるとか、美肌になる、健康になるといった話をよく耳にします。また過敏性腸症候群に効果的だとされる健康食品を試した人も多いはずです。しかし基本的な消化の原理を知っておくだけで、そのウソを見破ることができる場合も多いのです。

ここで、健康食品の成分が本当に役立つかどうかを自分で調べる方法を福岡氏の文章にも出てきたコンドロイチン硫酸を例に紹介します。まずネットで「コンドロイチン（硫酸）」を検索します。ウィキペディアや信頼できる研究施設がよいでしょう。たとえば国立健康・栄養研究所の「健康食品」の素材情報データベース（注b-1）によると次のような記述があります。

〔俗に、「骨の形成を助ける」「動脈硬化や高血圧を予防する」などと言われている。ヒトでの有効性については、骨関節炎の緩和に対する検討が行われているが見解が一致しておらず、まれに上腹部痛、吐き気、などの有害事象がみられる。〕

これだけでも参考になるのですが、「コンドロイチン硫酸がムコ多糖類」だという記述もあります。図表2-1〔食べた物の行き先〕でも示しましたが、多糖類はブドウ糖になってしまうことが分かると、コンドロイチン硫酸を口から摂取する意義はあまりないことが分かります。

便と排便のしくみ

大腸には小腸で吸収されなかった食べ物の残りカスが流れ込みます。残りカスの大部分はセルロースなどの食物繊維です。食物繊維の役割は便の量を増やすだけではありません。食物繊維は腐敗によって発生する毒性物質や余分な脂肪分をからめ取ったり、古くなった腸の細胞の死骸を取り除いたりしますし、腸内細菌のエサにもなります。

便は大腸の下行結腸からS状結腸に溜められていて、普段はその続きにある直腸は空っぽです。大腸では一日一回～数回、口側から盲腸に向かう内容を一掃するような強いぜん動運動が発生します（大ぜん動）。このぜん動によって便は直腸に入り、直腸の壁を押し広げます。そうすると、その刺激が脳に伝わり便意を催すのです。

規則正しい排便習慣がある人で、毎日、朝食後に便意を催す人も多いと思いますか、それはこうした刺激（胃大腸反射）によるものです。

この胃大腸反射が起こっても排便をがまんし続けたり、旅行などで環境が変わったり、ストレスが多いと胃大腸反射が起こりにくくなり、習慣性の便秘になりやすくなります。

便秘対策としてきちんと朝食を摂り、排便のための十分な時間を取ってから職場や学校に出向く習慣や、ストレスをためない生活が強調されるのはこのためです。

赤ちゃんの場合、便意を催した瞬間に排便が始まります。しかし3～4歳ぐらいになると、トイレット・トレーニングにより、便意があってもある程度ガマンできるようになります。自分の意志でガマンできるのは、肛門付近には内肛門括約筋の他に、外肛門括約筋という筋肉があるからです。便が直腸に達すると内肛門括約筋は自動的に緩むのですが、外肛門括約筋は随意筋なので、自分の意志で外肛門括約筋を収縮させて一時的に便が出ないようにできるのです。

またトイレで意識的にいきんで腹圧をかけることでも排便できます。それはいきみや腹圧をきっかけに外肛門括約筋が緩み、S状結腸から直腸のぜん動運動が起きるからです。このように排便の開始は意識的に行われますが、その後の腸や括約筋の運動は自動的に行われ、この仕組みを排便反射といいます（注b-2）。

大腸での処理の過程で、水分の吸収と分泌とのバランスが崩れてしまったり、腸の運動が活発になって便の水分が十分に吸収されないうちに肛門まで移動してしまったりすると、水分の多い便が排泄されてしまいます。これが下痢の正体です。

便は出さずにおならだけ出せる理由

おならは気体です。ちょっと考えると固体（便）や液体よりは比重が軽いので、泡になって腸管内を上昇しそうです。しかし実際は立った状態でも、便を出さずに肛門からおならだけを出すことができます。不思議ですね。

おならの元になるガスは、液体中に吸収されますが、一部は腸壁に沿って肛門に向かって下方に移動するガスもあり、これがおならになるのです。

肛門の粘膜には知覚神経（感覚神経）があります。この知覚神経によってガスなのか、それとも固形物である便なのかを区別できます。これを専門用語で「サンプリング」と言います。

これに加えて自分の意志で外肛門括約筋をコントロールして、肛門を緩めたり締めたりできるため、便はがまんしておならだけを出すといった器用なことも可能なのです。もっとも、これは便が固形物の場合だけです。水に近い下痢のときはダメです。ガスだけを出して水様便は出さないというのはさすがに無理です。

なお肛門部分の知覚神経が、さまざまな原因で障害を受けると、便とガスの区別がつかなかったり、自分では意識しないうちに便やガスが漏れてしまったりすることがあります。その原因として一番多いのは老化で、次いで肛門付近の外傷や手術によるものです。

若くて外傷や手術歴もないのに「おならがいつ出ているのか分からない」とか「一秒でもおならをがまんすることができない」と訴える患者さんもみかけます。しかし特別の原因がないのに、肛門付近の知覚神経が損傷する可能性はほとんどないはずです。ですからこうした人の場合、まずは自己臭症（第5章参照）など、知覚神経の損傷以外の原因を考えるべきでしょう。

ところで、我慢したおならはどこに行くのでしょうか。おならは大腸から逆流して小腸に戻り、吸収されて血液中に入ります。その後は肺に入り呼気となって口から出ていきます。ちなみに、腸から吸収されるおならは、通常では健康には全く問題がありません。ただし血液中に入ったおならは、体内を巡り腎臓や肝臓にも負担をかける可能性があるので、おならはあまり我慢しない方がよいでしょう。

料理長、腸さんの毎日（3）――神経、ホルモン、免疫

（P29より）脳さんから「味が落ちた」と言われた日以来、客離れはしだいに深刻にな

り、この日は雨が降ったせいもあり、ディナーの時間帯になってもお客が全く来ません。腸さんが暇を持て余していると、脳さんが引きつった作り笑いを見せながら調理場にやってきました。

「腸さん、この前は余計な口出しをして済まなかった。食品処理の役割は腸さんの領分だというのを、つい忘れてしまったんだよ。それで謝ろうと思って来たんだ。何といってもこの店は腸さんが主役なんだ。私なんか、腸さんが経営を任せてくれたので、なんとか店に置いてもらっているようなものさ」

脳さんのへり下った態度に戸惑っていると、脳さんはさらに話を続けました。

「それでね、これを機会に腸さんに店についての考えを聞かせてもらおうと思うんだ。何でもいいよ。もちろん私の批判でも構わないよ」

「今の言葉、本当だな。じゃあ言わせてもらうよ。まずは店のスタッフの扱いだ。ホールの手足さんや口さんらに対して、うんざりするほど細かく指示しているだろう。スタッフはその指示を運動神令と名付けて『運動神令なんだから従うしかない』とぼやいているぞ。あれでは自分の仕事に打ち込もうという自主性が育つわけがない。

もちろんスタッフへの指示は脳さんの役割なのだから、ある程度は当然だ。俺だって胃さんなどには指示を出しているよ。でも自律性を損なわないように気を遣いながらやっている。

二つ目は、まかない料理のホルモン食についてだ。ホルモン食の一部は、俺のところでも作ったり保存したりしているが、脳さんがスタッフに配っているやつもあるよな。その一つに、福神漬刺激ホルモン食があるだろう。あれは使い過ぎると効果が弱くなるし、副作用が出るのを知っているだろ。脳さん、使い方がちょっと荒くないか。スタッフの顔色が悪いのは、使い過ぎのせいだよ。

三つ目は食中毒対策のスタッフのことだ。たしか何か駅名みたいな名前だったな、免エキだっけ。あいつら、あまり活躍してないな。たしかに昔のようには食中毒がないので仕事があまりないのも確かだけど。

昔は食中毒になりそうだと分かったら、俺は他の仕事を投げ出して仕入れた食材も調理中の物も急いで処分したし、調理場に常駐していた免エキたちも必死にがんばってくれた。

でも今は、そんなときには抗生剤社だっけ、外部の会社に任せっきりだろう。おかげで俺たちが苦労することは減った。でもな、そのせいで免エキたちの訓練の機会が減って、ひ弱になっている。もし抗生剤社の活躍が期待外れだったら俺たちひとたまりもないぞ。そんなことで本当にいいのかい。

脳さん、もっとスタッフたちを信頼しようよ。みんなこの店を良くしたいと思っているんだ」

それを聞いて、脳さんは馬鹿丁寧な口調で答えました。

「腸さんが本気で店のことを考えてくれているのが分かって嬉しいよ。腸さんの提案は、この店を、スタッフがそれぞれの力を発揮できる場にしたいということだよね。もちろん私も大賛成だよ」

脳さんはさも感心したように大きく頷いた後、持参したタブレットＰＣを開いて話し始めました。

「じゃあ、私も店のためになる話をしますよ。この店のデータを見たらわかると思うけど、現状は売上が落ちる一方なんだよ」

「知らなかった。そこまでひどくなっていたのか。よ〜し、分かった。なにしろ俺たちは一心同体だ。俺も気持を切り換えて、もっと研究して、美味しい料理を作るようにかんばるよ」

「ありがとう。でもそれでは腸さんの負担が増えてしまうよ。それでね、腸さんの負担が増えない打開策を考えてきたんだ」

そう言いながら、パック入りのレトルト食品を腸さんに見せました。

「腸さん、知ってますか。今、若者の間でブームになっているタピオカ料理のことだよ。これは作り方が独特なため、食べさせる店が近隣にはまだないのさ。私はこのブームに乗らない手はないと思ったけど、かといって腸さんに負担をかけるのも心苦しい。

そこで見つけたのがこのタピオカ料理のレトルト食品だよ。これはレンジで3分、チンすれば完成さ。これに腸さんが作ったタレを隠し味に加えれば、客はまさかレトルトだとは思わないさ。

この仕入価格は100円しないんだ。ところがAIによる解析では、料理の価格を2000円にしても店は常時満席になると出たのさ。そしてなんと月間利益予測は、え〜と」

いつのまにか饒舌になった脳さんが、ふと見やると、そこには怒りで顔を真っ赤にして震えている腸さんの姿がありました。腸（はらわた）が煮えくり返っていたのに違いありません。それに気付いた脳さんは、あわてて「今の話はあくまでAI予測の話だよ。そうだ急用を忘れていた」と、言い訳してどこかにいなくなりました（P70につづく）。」

独自の神経系を持つ腸――第二の脳、腸管神経系（ＥＮＳ）と自律神経

脳と腸とは脳腸相関と呼ばれる深い関係があると話しましたが、そのしくみを支える主なものが神経とホルモンです。ストレスで腹痛や下痢になるのも、神経とホルモンによって脳と腸が連絡を取り合っているからです。

腸と関係している神経は、主に二つの神経系から成っています。その一つ目は腸を含めたほとんどの内臓において脳（中枢神経）と繋がっている自律神経です。自律神経は意識とは無関係に働くもので、主に内臓の動きを亢進させる交感神経と、抑制的に働く副交感神経があり、この他に内臓の知覚や運動に関係する迷走神経があります。

二つ目は腸管神経系（ＥＮＳ）という腸独自の神経系です。腸管神経系は分類としては自律神経の一つですが、腸の粘膜や筋肉の中に網の目のように張り巡らせた独自のネットワークを作っていて、消化機能のほぼ全てを担っています。たとえば食べ物が腸に入ってくると、腸管粘膜にある細胞から神経伝達物質であるセロトニン（広義のホルモンの一つ）が放出され、その情報が腸管経系を介してぜん動運動を引き起こします。

腸管神経系は腸に流れ込んできた食物のpH値などの化学的特性も監視して消化酵素の量を調整し、食物を分解しやすくして吸収を助けます。また水や電解質の輸送などをコ

ントロールします。さらに有害な細菌が入ってくると腸管を収縮させせて嘔吐や下痢を起こして体外に排出させせます。これらの指示は全て脳（中枢神経系）を介さずに自律的に行うことができます。

ところで腸は「第二の脳」といわれることがあります。それというのも、腸には次のような脳と似た特徴があるからです。まず、腸管神経系は脳の指令ではなく、自律的に機能していることです。次に腸管神経節には神経細胞とグリア細胞があるなど、多くの点で中枢神経系の構造に似ていることです。

さらに腸管神経系は5億個ものニューロン（神経細胞）で構成されている点も脳と似ています。5億個という数は脳（大脳や小脳）と比較するとさすがに少ないのですが、脳に次いで多く、三番目に多い脊髄のニューロンの5倍もあります。

腸管神経系は独自に動く一方で、脳とも絶えず連絡を取り合っています。脳で生じるさまざまな情動は、腸管神経系による自律的な胃腸の活動にも影響を与えます。たとえば実験で、感情を刺激するような質問をしながら大腸の活動を観察すると、被験者が敵意や攻撃性をむき出しにする場面では大腸は収縮し、被験者が絶望や無力、自責などを感じる場面では大腸の動きが緩慢になる、という報告があります（注a-4）。それだけではありません。逆に腸の状態が、脳に働きかけて感情（情動）にも影響を与えていることも分かっています。

腸はホルモンを産生、貯蔵。ストレスホルモンとも関係

ホルモン（内分泌）は血液中に分泌され、神経系と共に体のさまざまな組織や器官が協調しあって働けるように調整する役割をしています。たとえば消化や吸収に関係するホルモンとしては胃や十二指腸にあるガストリン、セクレチン、コレシストキニンなどがあります。

腸はホルモンの貯蔵庫でもあります。腸壁にはホルモンを分泌する細胞（内分泌細胞）が無数に詰まっていて、それを集めると甲状腺や脳下垂体、副腎といった代表的な内分泌系組織を合わせたものよりも大きいのです。またうつ病との関連性でも知られているセロトニンの95％は腸に蓄えられています。

なお、うつ病の原因の一つとして、脳内のセロトニン不足が挙げられていますが、腸にセロトニンがたくさんあっても、脳内には移行しないため直接的に脳内のセロトニン不足を補うことはできません。ただし腸内で作られるセロトニンの原料（トリプトファン）は脳内でセロトニンに変わるため、間接的にうつ症状に影響を与える可能性はある

ようです。

腸は、ストレス関連ホルモンとして知られている副腎皮質刺激ホルモン放出ホルモン（CRH、CRF）とも関係しています。CRHは脳の視床下部から放出され、副腎皮質ホルモン（コルチゾールなど）を体内に分泌する一方で、不安や恐れといった感情を喚起する場所とされている脳の扁桃体にも拡散することでストレスに対応しています。ただしこの状態が長期間続くと、生体に悪影響が出て病気の原因にもなります。

この他、CRHは直接、大腸の運動を引き起こしたり、内臓知覚を過敏にしたりします。これは結果的に腸の状態が異常であることを脳に知らせることになり、不安や緊張といった心理状態を生むことにも繋がります。

ちなみに大腸を物理的に刺激すると、うつ病や不安障害とも関係があるとされる脳の前帯状回の血流が増加します。またCRHの力を打ち消す薬（拮抗薬）を投与するとストレスによる大腸の運動亢進や腹部症状が軽減することも分かっています。

腸は生体防御の最前線――腸管免疫

今度は免疫の話です。免疫の主な役割は、細菌やウイルスなどの異物が体内に侵入するのを防ぐことですが、ここでも腸が重要な役割を担っています。外界からやってくる異物と接する機会があるのは皮膚や目、気管支、肺などですが、腸管も口を経由して外界と接しています。さらに腸管壁には食べ物を吸収するためのたくさんの孔（あな）が開いているので、口から入ってきた細菌やウイルスもこの孔から体内に侵入する可能性が高いのです。

このため免疫細胞の原型（造血幹細胞）は骨髄や胸腺などで作られますが、2兆個あるとされる免疫細胞の7割が腸に集中しています。腸管の粘膜にはさまざまな種類の免疫細胞（白血球のことで、マクロファージや好中球、リンパ球、肥満細胞などからなる）が待ち構えていて、腸管に流れ込んだ物が生体にとって有害かどうかを区別して対応します。これは「腸管免疫」と呼ばれています。腸ではこの他に免疫細胞の訓練所的な役割も担っています。

最近では免疫と腸内細菌の関係も注目されています。たとえば腸管免疫の発達や働きを維持するために腸内細菌が重要な役割を果たしているとか、腸内細菌であるクロストリジウム菌には免疫の暴走を抑える役割があるとか、さらには腸内細菌と免疫細胞はお互いにメッセージを交換している、といった報告があります。

第3章　腸内細菌と食

料理長、腸さんの毎日（4）――善玉菌、悪玉菌

〈（P62より）腸さんは、それでなくても調子を崩していた上に、先日の脳さんから自分をないがしろするような提案をされて以来、気持がすさみ、やる気も失せてしまいました。またちょっとしたことでイライラしたり、「俺はもうオシマイだ。味付けが分からなくなった料理人なんて、いるだけジャマだよな」などとグチをこぼすようにもなりました。

そんなある日、調理場の椅子に座ってぼんやりしていると、ふと調理台の上に置いてあった食材が目に留まったので、何気なく手にしてみました。それは搬入した食材を胃さんが細かく刻んだり、柔らかく加工したものでした。腸さんはそれを手で弄びながら
「そういえば、昔は自分で市場に出向いて、並んでいる食材を片っ端からこうやって手に取ってしげしげと眺めたり、かじったりしていたな。なにしろ、あの頃は良い料理を作ろうと必死だったからな」

そんな独り言をつぶやきながら、昔やったようにその食材をかじってみました。
「あれ？　なんだ、この味？」
腸さんは思わずその食材を吐き出してしまいました。別に腐っていたわけではありま

せん。自分が想像した味とあまりにもかけ離れていたからです。腸さんは一瞬、何が起きたのか分からないほど呆然としてしまいました。

まもなく我に返り、今度は厨房にあった食材を片っ端からかじってみました。そして「分かったぞ!! 犯人はあいつだったんだ」と叫び、口さんを電話で呼びつけました。

なぜ呼ばれたのか分からないという表情でやって来た口さんを腸さんは睨み付けました。

「オイ、俺に隠していることがあるだろう。おれの目が節穴だと思っていたのか」

気の弱い口さんはブルブル震えながら「隠し事なんかあるわけないじゃあないですか。腸さんが何をおっしゃりたいのか皆目、分かりません」と答えます。

「そこまでしらを切るつもりなら、これを食ってみろ。これはお前が仕入れた物だろ」と、その食材を口さんの口に押しつけました。

口さんは涙声になりながら「そうですけど、違いますよ。私はたしかに仕入れ係です。でも脳さんが来てからは食材を自分で選ぶなんてこと、やってないですよ。

脳さんが、客の注文がありそうな料理の品目と数量を予測をして、それから必要な食材を算出して納品業者に依頼しているのです。私の役目は納品業者から受け取るだけ。もちろん味見はしますよ。でも私がやっている役割は、味見をした感想を脳さんに報告するだけなんです。腸さんはご存じないのですか？」

「そういえば脳のヤツが、顧客満足係数を考慮した多元的食材納入システムの導入とか言ってたな。俺には何のことか分からなかったけど、要するにお前さんの仕事を取り上げて、安い食材に変えるという意味だったのか」

腸さんは、やっと事態が呑み込めたのか、少し冷静さを取り戻しました。それを見て口さんも安心したのかこんな話を始めました。

「でもね、変わったのは仕入れだけでもないんです。ここに来る菌さんの会社のメンバーもだいぶ交代したんです」

「ほう。どういうことなんだい。たしか菌さんの会社ってのは、お客の食べ残しや食品ゴミを引き取る業者だろう。それって、ブタの餌にするためなのだろ？」

「たしかに食品ゴミをブタの餌にする業者もありますけど、菌さんの会社は化学リサイクルが専門なのです。

リサイクル業者ってのは鉄とか、ダンボールとかそれぞれ専門がありますよね。菌さんのところは食品ゴミを化学変化させて、それを活用する会社なんです。

そしてその謝礼として、お金ではなくその化学変化を利用して作った食品や調味料をくれたりするのです。新聞紙を引き取ってもらうとトイレットペーパーをくれたりするでしょう。あれと同じですよ。それだけではないのです。直接、食材を加工したり食中毒を防ぐ手伝いもしてくれるんです」

「そうだったのか。で、俺はそれと知らずに回収業者から貰った食材や調味料を使っていたというわけだ」と自分に言い聞かせるようにつぶやきました。

それを耳にした口さんは非難が自分に向かわないように話題を継ぎました。

「私もそれが良いとは思ってないのです。というのも、腸さんは気づいていないのですか？　菌さんの会社からやってくるスタッフのことです。どうやら扱う食品ゴミの種類によって派遣するスタッフを代えているようで、最近はなんだかヤクザみたいな人が多くなってるのです。食品ゴミと交換に置いていく物も、腐っていたりするるのです」

「何だって！　お前さん、それを知ってて俺に黙ってたのか！」

「私が知ったのはごく最近ですよ。早く報告しなきゃあ、とは思ってたんです」

「もういい。言い訳なんか聞きたくない。早く仕事に戻れ！」

腸さんは、口さんを追い返した後、頭を抱えました。

「そうか、おかしくなったのは俺の腕や味覚のせいじゃあなくて、脳のヤツが儲けのことだけ考えて仕入れた食材と、回収業者が持ってくる食品や調味料のせいだったんだ。しかしそれを気づかなかった俺もうかつだった」（P188に続く）

私たちと共に生きる腸内細菌

人体のさまざまな部位には細菌が棲みついていますが、それらは普段からいるという意味で常在菌と呼ばれています。常在菌の種類は1000種類以上、その数は100兆～500兆個、重量にして1～2kgあります。体を構成する細胞は約37兆個（このうち26兆個は赤血球）ですから、常在菌の数はその数倍以上ということになります。

常在菌の9割は腸に棲息する腸内細菌です。腸内細菌の組成はその後、年齢と伴に変化します。たとえば生後6カ月の時点ではビフィズス菌が腸内細菌の90％を占めます。しかし離乳後にはビフィズス菌の割合が急減し、20歳台～50歳台には約20％に、そして60歳台ではさらに減少して約10％になります。また年齢差ほど顕著ではありませんが、腸内細菌の組成は個性のように一人一人違っています。

腸管内ではさまざまな細菌がまるで花畑（フローラ）のように、種類毎にまとまって棲息しているので、腸内細菌は腸内フローラとも呼ばれています。

細菌というと肺炎や食中毒など病気の原因になるといった悪いイメージがありますが、常在菌は私たちの体にただ寄生しているわけではなく、消化を助けたり、病原菌の侵入を防いだりする大事な役割を担っています。つまり私たちと常在菌は互いに助け合って生きている共生関係にあるのです。

腸内細菌の分類——ビフィズス菌と乳酸菌の違いは？

腸内細菌というと、善玉菌と悪玉菌、日和見菌という三つの言葉を思い浮かべる人が多いのではないでしょうか。この言葉を最初に使ったのは光岡知足氏で、1970年のことです。もっともその後、悪玉菌はいつも害をもたらすわけではないと分かったので、今では誤解を招きやすい言葉ともいえます。ただ、腸内細菌に注目する人が少なかった当時、この言葉が腸内細菌の大切さの啓蒙に貢献したのも確かなので、ここではこの言葉を使って説明します。

善玉菌は腸内細菌の約2割を占めます。善玉菌の99%以上がビフィズス菌（ビフィドバクテリウム属）で糞便1グラムあたり100億〜1000億個あります。その他の残りは乳酸菌（ラクトバシルス属）などで1000万〜1億個あります。

なお乳酸菌と呼ばれるものは、発酵によって糖を分解して乳酸を産生する菌をひとまとめにした言葉（総称）で、ビフィズス菌にもこうした働きがあるので、厳密にはビフィズス菌も乳酸菌に属します。一般的には、乳酸菌は食品として口から摂取するものを指し、ビフィズス菌は腸内に棲息している菌という使い分けがなされています。

善玉菌は糖をエサにして増殖し、発酵を促します。これに対してタンパク質をエサにして増殖し、腐敗を促すのが悪玉菌です。悪玉菌は腸内細菌の約1割を占め、ウェルシュ菌に代表されるクロストリジウム属や（病原性）大腸菌など、悪臭の源となる腐敗物質を産生する菌を指します。悪玉菌は二次胆汁酸やニトロソアミンといった発ガン性のある物質も作ります。ただし悪玉菌とされている菌の中にも有益なものがあります。

日和見菌は、普段は善玉とも悪玉ともいえない状態で存在していて、他の菌の影響を受けて作用が変化するものです。日和見菌は腸内細菌の7割を占め、バクテロイデスやフィルミクテスなどがあります。

健康ブームもあり、最近は腸内細菌に関心を持つ人が増えました。なかにはとにかく善玉菌が多いと良い、と誤解している人を見受けます。しかしどれが多いと良いというわけではなく問題は比率です。善玉菌2割、悪玉菌1割、日和見菌7割という比率が良好な健康を保つとされています。善玉菌がおよそ2割あれば腸内フローラは酸性に傾き、腐敗から発酵に切り替わるからです。

腸内細菌の主な役割

腸内細菌は、ヒトだけでなく腸のあるほとんどの動物に棲息していて、宿主（腸内細菌が居場所にしている動物）と不可欠な関係を築いています。

腸内細菌には宿主の消化吸収を助け、毒素の排出を手伝うだけでなく、次に述べるようなさまざまな役割があります。また最近では腸内細菌には腸管神経系や免疫系との密接な関連があることや、脳とも常に連絡を取っている点も注目されています（注ａ－3）。

（1）エネルギー摂取

腸内細菌には食べ物をエネルギーに変える役割もあります。たとえば腸内細菌がいない無菌マウスに高脂肪、高カロリーのエサを与えても体重が増えないのですが、そのマウスに腸内細菌を入れると急速に体重が増えます。ヒトにおいても、腸内細菌は食物繊維を発酵させて短鎖脂肪酸を産生し、吸収可能な栄養源に変えます（注ｃ－3）。

（2）脳の発達や性格

腸内細菌を持つマウスと持たないマウスを比較した研究では、腸内細菌を持たないマウスは成長後、攻撃的になり、危険を伴う行動を取りました。ところが成長初期に腸内細菌を導入すると、普通のマウスと同じようになったのです。しかし成熟後に腸内細菌を導入した場合は、攻撃的なままでした。このことから腸内細菌は初期において脳の発達に影響すると考えられています（注c－4）。

（3）ストレスやホルモン

アメリカやソ連の宇宙飛行士に対して、腸内細菌の変化を調べた報告によると、宇宙飛行前や飛行中に悪玉菌の増加がみられました。ちなみに宇宙飛行中、便は水様下痢になりおならも多く発生する傾向があるようで、これに伴う宇宙船内の汚染をどうするかが問題となったという話もあるほどです（注c－1）。

また阪神路大震災によって善玉菌が減少し、悪玉菌が増加したという報告や、自衛隊のレンジャー部隊における便の調

図表3-1 代表的な腸内細菌(注c-1)

善玉菌(どれも広義の乳酸菌) 約20%
　ビフィズス菌(ビフィドバクテリウム)
　ラクトバチルス(狭義の乳酸菌)
　エンテロコッカス(狭義の乳酸菌)
悪玉菌 約10%
　ウェルシュ菌(クロストリジウムの一種)
　病原性大腸菌
日和見菌 約70%
　バクテロイデス(常在菌の40%を占める)
　(非病原性)クロストリジウム(バクテロイデスを除いた残りの大部分)

〔参考: 腸内細菌の門別分類　注c-2〕

門(大分類)によって分類すると、次の4種類で腸内細菌の99%を占めます。

フィルミクテス門	ラクトバチルス、エンテロコッカス、クロストリジウムなど
バクテロイデス門	プロテオバクテリア門:大腸菌など
アクチノバクテリア門	ビフィドバクテリウムなど

査では、2週間のハードな訓練を行っている間に悪玉菌が優勢になったという報告もあるようです。

これらは緊張や不安を強いられる状況に置かれると腸内細菌のバランスが崩れることを示しています。そうなる理由として、従来は「免疫機能が低下するから」とか「腸の動きが変わるから」といった二次的な説明がされていたのですが、もっと直接的なメカニズムがあるようです。

たとえば腸内細菌はホルモン（軸反応、ＰＨＡａｘｉｓ）に直接的かつ相互に影響を与えます。その仕組みは、ストレスがあると腸から神経伝達物質であるカテコールアミン（ドーパミンやノルアドレナリン、アドレナリンなど）が放出されるのですが、腸管内にはカテコールアミンに特異的に反応するレセプターを持つ腸内細菌がいて、その菌が増殖することで影響を与えます。

ヒトが出す神経伝達物質に対して、それにぴったり合う受け皿（レセプター）を細菌が持っていて反応するというのは何とも不思議な話に思えます。しかし「全ての生物は共通の祖先から生れた」という説が最近では有力なようですから、細菌とヒトが共通の神経伝達物質を持っていたり、ぴったり合うレセプターを備えたりしているのは、むしろ当然なのかもしれません。

話はそれだけではありません。その逆もあるようなのです。たとえば無菌マウスと正常な腸内細菌を持つマウスに対して、拘束ストレスを与えて比較するという実験では、無菌マウスの方がストレスに関係するホルモンであるＡＣＴＨやコルチコステロンの分泌量が多く、神経伝達物質であるセロトニンの量は少ないという報告もあります（注c−5）。つまり、腸内細菌がストレスを軽減させるということです。

腸内細菌が関係する病気

（1）便秘、下痢、ガス、過敏性腸症候群

腸内細菌は便秘や下痢、ガスの原因となります。なお過敏性腸症候群でも腸内フローラ（腸内細菌叢）の変化が指摘されていますが、特定

図表3-2 腸内細菌の主な働き

(有用性)	
消化や吸収を助ける	
エネルギー産生	食物繊維を消化、短鎖脂肪酸を産生しエネルギー源に
ビタミン合成	ビタミンB2、B6、B12、ビタミンK、葉酸、パントテン酸などのビタ ミン類を生成(合成)する
感染防御	病原体の侵入を防ぎ排除する
免疫	腸内細菌と腸粘膜細胞とで免疫の源となる物質を作る
神経伝達物質合成	ドーパミンやセロトニンを合成する
ストレス耐性を高める	
(有害性)	
腸内腐敗	
細菌毒素の産生	
発癌物質の産生	

の腸内細菌が関与しているわけではないようです。

（2）肥満、2型糖尿病

肥満者の腸内フローラにはエネルギーを産生しやすい細菌が豊富にありますが、逆に肥満者には少ない細菌もあります。たとえば通常、腸内で一番多い日和見菌であるバクテロイデスは、ダイエットによって増加し、ダイエット期間が長くなると適正体重者とほぼ同じに減少するという研究報告があります（注c-6）。

またバクテロイデスが減少し、フィルミクテスが増加すると、肥満や血糖上昇に結び付きやすいといった報告もあります。

（3）大腸ガン

肉の消費量が多いと大腸ガンになりやすいという報告はいくつもあります。そのメカニズムは次のようです。食物脂肪が腸管に入ると、胆嚢に蓄えられていた胆汁酸が胆嚢から出てきて、その脂肪を吸収しやすい形にします。その後、その胆汁酸の96%は小腸（回腸）で回収されて胆嚢に戻り、再利用されます。ところが脂肪が多すぎると回腸では回収しきれず大腸に流れて、悪玉菌によってガンの発生を促進する物質（二次胆汁酸）に変換されやすくなるのです。これに関連して、乳酸菌を摂取すると大腸ガンになりにくいという報告もあります。

（4）認知症（アルツハイマー病）

認知症の人には悪玉菌であるウェルシュ菌（クロストリジウム・パーフィリンゲンス菌）が多くみられます。これは健常人でも3～4割の人が持っているもので、糞便1グラムからおよそ1万～100万個みられます。それが高齢者になると6～8割の人から検出され、その数も1000万～10億個に増えます。さらにアルツハイマー病になるとほぼ全例で10億個以上、検出されます。ただし因果関係はまだわかっていません（注c-1）。

（5）アレルギー疾患

アレルギーは免疫系の誤作動によって生じるのですが、ビフィズス菌が優位の腸になることで誤作動が減るという報告があります。

図表3-3　腸内細菌と関係する代表的な病気

過敏性腸症候群
潰瘍性大腸炎、クローン病
大腸ガン
肥満、2型糖尿病
喘息、アトピー性皮膚炎
自己免疫疾患
多発性硬化症
発達障害（自閉症）

小腸細菌異常増殖（SIBO）――小腸に腸内細菌

腸内細菌が関係する病気として最近注目されているものの一つに、小腸細菌異常増殖（腸内細菌異常増殖症候群、SIBO、シーボ）があります。通常、大腸には大量の腸内細菌が棲みついています。しかし大腸と比べると、小腸（空腸と回腸から成る）に棲む腸内細菌は極端に少ないのが普通です。それというのも小腸、特に小腸の上部（空腸）では胃酸や胆汁酸などのため酸性が強く細菌が繁殖しにくいからです。これに加えて小腸には、細菌の侵入を許さない免疫細胞が集まっています。

ところが十二指腸～小腸において大量の腸内細菌が増殖することがあります。小腸には酸素が豊富にあるので、好気性の細菌が増殖します。これは大腸で見かける菌（嫌気性細菌）とは異なるタイプの細菌で、その結果さまざまな症状が出ることがあり、これらをまとめてSIBOと呼びます。

SIBOは比較的新しい疾患概念で、まだ分からないことも多いのが現状です。SIBOの主な症状としては、腹満や腹痛、下痢、ガス、鼓腸などがあります。症状がほとんどない人や、体重減少や栄養欠乏だけみられる人もいます。

・ＳＩＢＯを起こす原因

お腹の手術や小腸の狭窄、小腸のぜん動異常などのため、物理的に小腸の動きが悪くなった場合や、糖尿病性神経障害や全身性強皮症、アミロイドーシス、甲状腺機能低下症、特発性偽性腸閉塞などによる腸管の運動障害などでも生じます。また高齢者では胃酸が激減する無酸症や、腸管運動障害のために生じる場合もあります。

重症例は稀だとされていますが、軽度な例まで含めるとかなりの人がＳＩＢＯの可能性があると主張する研究者もいるようです。

・診断

実態がはっきりしないこともあり、標準的な診断基準や検査法といえるものはありませんが、細菌培養、呼気テスト、レントゲン検査などが参考になります。

・治療

確立された治療法はありません。リファキシミンやポリミキシンＢなど、腸では吸収されない非吸収性抗生物質が使われることがあります。しかし効果が一定せず、また効果があっても再発しやすいという問題もあるようです。この他、便移植（Ｐ151参照）や低ＦＯＤＭＡＰ食（Ｐ154参照）を勧める医師もいるようですが、いずれもまだデータが不十分です。

よい腸内環境を保とう――プロバイオテックス、プレバイオテックス

よい腸内環境を保つことは、過敏性腸症候群の改善だけでなく健康増進にも繋がるという意見は多数の専門家も認めるところです。ではよい腸内環境を保つにはどうしたらよいのでしょうか。その一つの方法として、プロバイオテックスがあります。これは乳酸菌やビフィズス菌などの善玉菌をヨーグルトや乳酸菌飲料、整腸剤などの食品や薬品の形で摂取して腸内環境を整えようとするものです。

ところで腸内細菌は何を食べて生きているのでしょうか？　それは食物繊維や死んだ腸内細菌、はがれ落ちた腸の粘膜などです。ということは、わざわざ乳酸菌やビフィズス菌を食品や薬として摂らなくても善玉菌のエサになる物を食べればよい、という理屈が成り立ちます。これがプレバイオテックスです。菌を外から取り入れるのではなく、自分の腸に元々、棲息している善玉菌を増やした方がよい、という考えです。

代表的なプレバイオテックスとして食物繊維やオリゴ糖があります。オリゴ糖を毎日摂取すると約一週間後には腸管内のビフィズス菌が増えたとする報告もあります。

なお、オリゴ糖というと特別な糖分のように聞こえますが、ブドウ糖（グルコース）や果糖（フルクトース）などの単糖が少数個、結合した糖のことです。砂糖や麦芽糖は

単糖が二個結合したもので、オリゴ糖の一つに分類されることもありますが、通常は単糖が三個から十個程度、結合したものをオリゴ糖と呼びます。オリゴ糖の多い食品としては、大豆など豆類、ゴボウ、タマネギ、バナナ、ネギなどがあります。

図表3-4　善玉菌を増やす食べ物や生活

プロバイオテックス：乳酸菌やビフィズス菌の摂取
プレバイオテックス：食物繊維やオリゴ糖の摂取
バランスのよい食事(特に高脂肪、高エネルギー食を避ける)
規則正しい生活
水分を多く摂る
適度な運動、十分な睡眠
ストレスや過労を避ける

肉ばかり食べ続けるとどうなる？

偏った食事はよくないという話はよく耳にします。では肉ばかり食べる生活をするとどうなるのでしょうか。腸内細菌の研究者である辨野義己氏は35歳のとき毎日肉だけを1・5キロ食べ続ける実験を40日間行い、そのときの体験を自著（注c－1）の中で次のように語っています。以下、少し長くなりますが引用します。

〔実験を始めた当初、ぼくの体には、しだいにパワーがみなぎっているような気がしました。まさに絶好調、という感じでした。ところがそのまま続けていると、体臭がどんどんきつくなり、皮膚がテカテカに脂ぎってきたのです。やがて体が重くなっているような気がしましたが、体重が増えたわけではありません。そして、体のキレが悪くなり、いつも疲れているように感じるようになってしまいました。
ウンチの変化はもっと劇的でした。実験前、黄色がかっていたウンチはしだいに黒ずんでき、40日目頃にはタール（黒っぽい油状の液体）のようになってしまいました。色の変化につれてにおいもだんだんきつくなり、肉や卵が腐ったような強烈なにおいを発するように。われながらトイレに入るのがイヤになったほどの悪臭でした。（中略）
実験をはじめる前のぼくのウンチはpH６・５の微酸性でした。腸内細菌のうち、乳酸菌やビフィズス菌の善玉菌の働きが優勢な証拠です。（中略）ところが２か月間、肉を食べ続けたぼくのうんちはpH７・５〜７・６の弱アルカリ性に変化しました。悪玉菌が優勢になっていたのです。
実験前は、善玉菌（ビフィズス菌や乳酸菌）が20％で、悪玉菌（クロストリジウムなど）が10％、日和見菌（大腸菌など）が70％と健康的でした。それが実験後は、善玉菌が15％、悪玉菌が18％、日和見菌が67％と善玉菌と悪玉菌の勢力が逆転してしまったのです。こうなると日和見菌が、悪玉菌の勢力になびいて、有害な働きをすることが知られています（P47）。」

食べ物をどうするか（1）――食物繊維を摂ろう

過敏性腸症候群を改善させるためにはどんな食事がよいのでしょうか。明確な指針といえるものはありませんが、腸内環境が整えられるものがよい、という点は過敏性腸症候の人を含めて、どんな人にも当てはまるでしょう。これに関連して、腸内細菌のエサとなる繊維質の多い食物を勧める意見が多く、基本的には私も賛成です。

どうやら私たちの食事は繊維質が不足しているようです。厚生労働省の「日本人の食事摂取基準（2015年）」によると食物繊維の目標量は、18〜69歳では1日あたり男性20グラム以上、女性18グラム以上とされています。

もともと私たち日本人は食物繊維を多く摂取する食習慣があり、1955年の時点ではこの基準を満たしていました。ところが、その後食生活の変化にともない徐々に減ってしまい、最近の調査結果では、食物繊維の摂取量は20〜40歳台では14グラム以下、摂取量の多い60歳台以上でも17グラムは超えていないのが実情で、現代の日本人はいずれの年齢でも不足気味ということになります。

特に繊維質が一日5グラム以下だと、便秘になるリスクが約2・5倍になるといわれています。拒食症の人はもちろんのこと、通常のダイエットでも便秘気味になりますが、その原因の一つは繊維質の不足です。

では、繊維質の摂取には上限というものがあるのでしょうか。これもはっきりしませんが、たとえば米国の菜食主義者は、毎日60～１００グラムの食物繊維を摂取して健康を維持しているようですから、かなり許容範囲は広そうです。

食物繊維には水溶性と不溶性の二種類あります、過敏性腸症候群には水溶性がよいとする意見もありますが、どちらも有用なのであまり厳密な区別は必要ないでしょう。

食べ物をどうするか（2）――自分の腸に合う食物を

私たちには遺伝子の組成の違いを含めて、体質ともいえる固有の資質があります。また腸内細菌は一定の年齢になると後はあまり変化せず、いわば個性のようなものとして存在するようになります。したがって、好ましい食品、好ましくない食品といったものにも、個人差があるはずです。

そのことを踏まえた上で多数意見と思われるものを次に述べます。それが正しいというよりも、それを参考に自分なりに食べる物を工夫してほしいのです。

まず基本は、善玉菌のエサとなる繊維質を摂るようにすることです。肉や魚、卵、牛乳など動物性の食物は悪玉菌（腐敗菌）を増やします。しかし、だからといって食べるのを避ける必要はなく、要は偏らないことです。

健康に良いとされているサプリメントは、個人差があるようで、たとえば腸に良いとされているヨーグルトでも、それが下痢の原因になる人も少なくないようです。

プロバイオテックスとされる乳酸菌やビフィズス菌が入っている食品やヨーグルトなどはあくまで自分の菌ではないので、摂取し続けている間は腸内の善玉菌は増えますが、摂取を止めると数日で元に戻ってしまう、という欠点があることも覚えておいた方が良いでしょう。

食事の習慣を正すことは全ての人にとって健康に役立ちます。月並みですが、そのためには「夜食を控える」「一度に大量に食べたりせず、毎食バランスよく、決まった時間に食べる」「食事時間にゆとりを持ち、よく噛む」ことです。

この他、過敏性腸症候群の人はコーヒー、香辛料など刺激の強いものは避けた方がよいでしょう。また冷たい飲み物や炭酸飲料はほどほどにすべきでしょう。なお食品アレルギーがある過敏性腸症候群の人は、食品アレルギー除去食で過敏性腸症候群の症状も改善するという報告があります。

第4章　おなら（ガス型）、腹満、呑気

おならで悩む人は意外と多い

内科や消化器科、精神科の医師仲間とおならについて話をすると「おならの患者さんは、まだ診たことがない」とか「たまに見かける程度だね」といった返事が返ってくることがほとんどです。

しかし私はおならに悩む患者さんは意外と多いと思っています。おならに関する組織的な調査といったものは無いようなのではっきりしませんが、たとえばインターネットのアンケート調査では、過敏性腸症候群の女性の11〜23％がガス型だという結果が出ています（注a-7）。

では「診たことがない」とか「たまに見かける程度」といった答えをする医師がほとんどなのはなぜでしょうか？　考えられるのは、おならで悩む人が、どの科を受診したらよいのか分からないために病院を受診していない、という事情がありそうです。

この他、医師がおならを病気とみなしていない、という理由もありそうです。それというのも、おならで困っている人の体験談として、内科や消化器科を受診してみたが「検査結果を見て『どこも悪くありません』と言われ、そのまま通院終了になった」とか、精神科を受診しても「話は聞いてくれたが『気にしないことです』と言われただけで、治療をしてもらえなかった」といった話が多いからです。つまりほとんどの医師にとって、おならの問題には関心があまりないので「たまに見かける程度」という印象を抱いてしまっている可能性がありそうです。

今後、おならに悩んでいて、その改善を強く望んでいる人が少なくないという実情の理解が広がることが望まれます。

ガス型は過敏性腸症候群ではない？

おならで悩む人にとって、過敏性腸症候群ガス型という用語はなじみのある病名ですが、しだいに医学専門用語としては使われなくなる可能性があるので述べておきます。

どんな症状や病態に対して過敏性腸症候群という診断名を付けるか、という診断基準の問題は研究や治療にとって重要です。診断基準が曖昧だと、ある医師が「過敏性腸症候群の特徴はこうだ」とか「この治療法は過敏性腸症候群に効果的」などと主張しても、診断基準が違うと議論自体がかみ合わず、他の医師にとっては参考にすらならない、という事態も出るからです。

そこで1992年にローマで世界的な診断基準としてローマ（Rome）Ⅰ基準が定め

られました。その後何回か改訂され、最新のものは2016年改訂のローマⅣ基準となっています。

ローマ基準では過敏性腸症候群は主に便の性状によって便秘型、慢性下痢型、混合型、不能型に分類されます。ガスの有無は問わないためガス型は、過敏性腸症候群のどの分類にも該当しないのです。

近年、過敏性腸症候群の診断にはローマ基準が使われることが多くなっています。もともと過敏性腸症候群の研究者は少ないのに、ガス型は過敏性腸症候群ではない、ということになるとガス型の研究者はさらに減る可能性があります。

それでなくてもガス型は、他の過敏性腸症候群と比べると病態も複雑で、治療も困難とされています。また直接ガスに困っていない過敏性腸症候群の患者さんでも、腹満や腹鳴などガス関連の症状で困っている場合が多いのです。私としてはこうした患者さんのためにも過敏性腸症候群の一つとしてガス型を加えておくべきだと考えます。

以上のような事情でローマⅣ基準に準拠すれば、ガス型は過敏性腸症候群の正式病名ではありません。しかし今のところ、適当な別の病名がないので、私は従来通り「ガス型」の病名を使っています。

ガス型。患者さんは何に困るのか

おなら症状がある病気の代表は過敏性腸症候群ガス型ですが、この人たちは何に困っているのでしょうか？　患者さんが訴える主な症状は①おなら（臭いと音）、②腹部膨満、③腹痛、④ぐるぐる音（腹鳴）ですが、これに加えて、⑤症状が出る不安、があります。ガス型の人にとっては、①～④の症状に劣らず悩みの種となっているようです。症状が出るのでは、という不安のために、他人との交流に消極的になったり、やりたいことを諦めたりしている人をよく見かけるからです（注d-1）。

この5つの困ることとは、どれもガスに関連しています。ところが後ほど述べますが「ガス型の人は本当にお腹にガスがたくさん溜まっているのか」という肝心とも思える点がまだはっきりしないのです。

私はガス型といっても病態は一つではないと考えています。それというのもガス型の症状は実にさまざまなのです。

たとえば症状が出現する時間や状況も一様ではありません。朝から夜までいつも症状があるタイプや、午後など特定の時間帯だけ、あるいは学校や職場など緊張する場面だけ症状が出現するタイプなどがあります。

次に代表的なケースを挙げます。なお呑気症や自己臭症との区別がはっきりしない例や合併例（重複例）もあり、こうした例の一部は呑気症や自己臭症の章でも紹介しています。またなかには知覚障害が原因と思われる例もあり、これについては本書では暫定的に自己臭症に分類しました（P126参照）。

・いつもガスで困るタイプ

場所や時間と無関係におならが出やすく、本人も周囲の人もおならが出ていると分かるタイプです。

U氏　52歳男性。トラック運転手

「私は昔から朝夜関係なく、おならが良く出るのです。それでも今までは一人でトラックに乗る仕事だったのと、家族もしかたがないと思ってくれていたので、困るというほどでもなかったのです。ところが腰を痛めてしまい、事務仕事に就くことになったので、おならを何とかしたいのです。困るのは音と臭いの両方です。まさか、女性社員もいる職場で、しょっちゅうおならを出すわけにもいかないので」

・緊張する場面でおなら

自宅など、安心できる場では気にならないが、学校や職場など緊張する場面でおならが出るのではないかと不安になったり、実際に漏らしてしまうタイプです。若い女性に多く、対人緊張の傾向を併せ持つことがよくあります。

A子さん　16歳女性。高校生

「ある日、周囲に誰もいないと思って教室の隅でおならを出したら、偶然すぐそばにクラスの子がいたのです。そのときは何事もなかったような顔をして、その場を離れたけど、それからは『おならに気づかれたかも』という考えが頭から離れなくなったのです。

特に授業中に『またおならが出るのではないか』と気になり、授業にも集中できません。気にしていると余計おならが出そうになるし、休み時間にトイレに入ると実際におならがよく出る。最近ではこのことが辛くて、学校を休んでしまうこともあります」

・ストレスがきっかけ

ストレスがきっかけでいつもおならが出るようになったという例もあります。

G子さん　45歳女性。中学教師

「去年は、受け持ったクラスが荒れていたのと、自分の息子が不登校になったのが重なって、毎日がストレスでした。その頃から、特に職場で昼食を食べた後、お腹がごろごろ鳴るようになって、おならも出やすくなったのです。その場はガマンして、その後でトイレに行くようにしてますけど、自分でも止められないこともあります。

それでもなんとかやっていたのですけど、ある日同僚に『ちょっと臭いね』と言われ、それからは消臭剤をお尻に当てて職場に行くようになりました。また家でも良く出て、主人からも『臭い』と言われます」

・過敏性腸症候群の他のタイプとの合併

過敏性腸症候群の他のタイプとの合併例も少なくありません。

Ｐ子さん　32歳女性。専業主婦

「中学や高校時代におならに困ることがよくあったけど、その後は良くなって普通に仕事もしていたんです。でも結婚して、子供ができた一年後ぐらいから今度は便秘や下痢がひどくなり、おならもまたよく出るようになったのです」

・呑気症なのかガス型なのか区別しにくい例

お腹が張るという訴えをする患者さんには、呑気症なのかガス型なのかがはっきりしない例が珍しくありません。

Ｗさん　23歳女性。事務員

「中学生の頃からおならがよく出る方でしたが、それでも学校を休むことなく大学も卒業しました。でも働き始めた職場は小さな事務所で、みんなで一緒にお弁当を食べるのです。困るのはその後です。食べた後、お腹がぐるぐる鳴りだして、お腹も張ってくるのです。それでトイレに行ってガスを出すと少しは楽になるけど、2時間位したらまたおならがしたくなる」

・ガス型なのか自己臭症なのかが区別しにくい例、合併例

ガス型なのか自己臭症なのかが分からない例や、合併例も少なくありません。

S子さん　17歳女性。高校生

「ガスがお腹に溜まっていることや、おならが出る瞬間は分かります。でも学校にいると、はっきりしないことがあるので、自由に席が選べる授業のとき、自分の横の席に誰も座る人がいないと『自分が臭うせいで人が近寄らないのかな』と不安になる。また逆に横に人が座ると、今度は『ガスが漏れているのでは』と気になり、授業に集中できないのです。また、電車の中でも周りの人が『くさいね』などと話していると自分のことを指摘されているように思ってしまいます」

おならの源。口からの空気？　腸内発生のガス？

健康な人の場合、おならは一日8回～19回、合計200～1500cc出ます。年齢や性別による差はありません。ではおならの発生源はどこなのでしょうか？　ネットだけでなく医学専門誌をみても、おならの源について、異なる二つの記載があります。一つ

は「大半が口から入った空気」というもの、もう一つは「大半が腸内で発生したガス」というものです

こんな基本的にも思われる点で意見が異なるのも不思議ですが、まずは検討してみましょう。中学の理科でも習ったと思いますが、空気の成分は窒素78％と酸素21％、アルゴンが1％、二酸化炭素が0・03％です。

食べたり飲んだりすると空気も一緒に口から胃に入ります。水を10cc飲むと、胃に8〜32ccの空気が入るという報告もあるようですから、かなりの量です。ただしその空気の大半はゲップとして、あるいは本人が気づかないうちに口から出ます。

飲食物が胃から十二指腸に向かう過程で二酸化炭素が一時的に増えます。それは胃ではピロリ菌との反応によって、そして十二指腸では胃酸と膵液中の重炭酸が反応して二酸化炭素を出すためです。しかし十二指腸で増えた二酸化炭素の大半は、腸（腸管壁）で吸収されてしまいます。

小腸で吸収されなかった食べ物の残りカスは、大腸にある嫌気性の腸内細菌によって分解（発酵）されるのですが、この際に水素や二酸化炭素、一酸化炭素、メタン、硫化水素などのガスが大量に産生されます。この大半（約80％）は大腸の腸管壁で吸収されて血液中を通って肺に運ばれ、吐く息となって体外に出されますが、一部はおならにな

ります。

さて一部繰り返しになりますが、ここでガスの収支を整理してみましょう。まずガスの増加要因です。口からの空気を除くと、ガス増加の原因の大半は大腸で発生する水素や二酸化炭素、一酸化炭素、メタン、硫化水素などの一部ということになります。

今度はガスの減少要因です。口から入った空気の一部はゲップなどで再び口から出ます。後は腸管壁での吸収と肛門から出るおならです。

一方、口から入った窒素は吸収も消費もされずにそのまま残ります。空気の78％は窒素ですから、要するに口から入る空気のうち、21％を占める酸素を除いた大半は大腸にそのまま残ることになります。

以上より、おならの成分の大半（60％以上）は口から入った空気、というのが答えになります。ただし臭いという面からだけで考えると「おならの成分の大半は腸内で発生したガス」という主張も間違いではない、ということになるでしょう。

なお、健康な人の場合、ガスのためにお腹の症状を訴えることはまずありません。それというのも、健康な人は大量のガスが腸内で発生しても、無症状で排出させることができるからです。

おならの成分

いくつかの論文を参考にすると、健康な人の標準的なおならの平均的組成は、おおむね窒素が60%、水素が20%、二酸化炭素が10%、メタンが5〜10%、酸素が5%のようです。ちなみに窒素の割合が空気中にある78%から60%に減っているのは、窒素の量が減るからではなく他のガスが増えるからです。

この数字は人によって、また同じ人でも時期によって大きく変化します。その範囲は窒素20-90%、水素0-50%、二酸化炭素10-30%、酸素0-10%、メタン0-10%です。

これらのガスはメタンを含めて臭いはありません。おならが臭うのは大腸で発生する硫化水素（これは腐った卵の臭いに近い）など、次のような成分のせいで、これはおならとなるガス全体の1%程度を占めます。

［おならの臭いに関係するもの］
硫化化合物：硫化水素など
肉の消化による副産物：スカトールやインドール
便（直腸内に存在する場合）

その他：揮発性アミン、短鎖脂肪酸、細菌

おならと腸内細菌

おならの量や臭い（ガス組成）に影響する要因としては食べ物や腸内細菌、ストレス、そして腸自身の健康状態があります。

腸内細菌の種類や量（組成）は、一人一人に個性があるように個人によって異なります。組成は食事や環境でも変化しますがそれはあくまで一時的なもので、元々の状態に戻りやすいのです。ということは、ガスを生成しやすい腸内細菌を多く持つ人も皆無ではない、ということも意味します。

腸内細菌と食べ物の関係でよく話題になるのは食物繊維でしょう。小腸には、食物繊維を分解する酵素がないため、繊維分は小腸で消化吸収されず、大腸に送られて分解されます。大腸では、腸内細菌のうちの善玉菌が食物繊維の分解（発酵）を促進し、その際に二酸化炭素や水素、メタンが発生しておならとなります。特に、イモや豆を食べるとおならが出やすくなります。ただしこの発酵によるおならは無臭なのです。

一方、肉やタマゴなどのタンパク質を食べると、腸内細菌のうちの悪玉菌といわれるクロストリジウムやバクテロイデス、これに加えて悪玉菌の影響下になびいた大腸菌などによって腐敗型の悪臭ガスが出ます。悪臭の元はインドールやスカトール、アミン、硫化水素などです。

悪臭を伴うガスの発生は食べ物だけでなく、健康状態やさまざまな病気とも関係するようで、たとえば潰瘍性大腸炎が悪化すると患者さん自身が「便が臭い」と訴えることが多くなります。また悪臭ガスは大腸がんの発生要因になるという報告もあります。

ガスの発生や臭いはストレスとも関係します。ストレスによって胃酸の分泌が弱まって、消化不十分な状態で食べ物を腸に送り出すことが増え、悪玉菌が増殖しやすくなります。

お腹の張り。本当にガスが溜まっている？

ガス型や呑気症人は「お腹にガスが溜まって痛いほどです」とか「お腹が張る」とよく訴えます。たしかに目覚めたときに比べて明らかにお腹が膨らみ、実際に「ベルトを緩めないと苦しい」と言う人もいるので、お腹が張った感じは単なる気のせいではなさそうです。

ただし、腹部膨満感の訴えには次のような可能性があります（注d-2）。

①腸管刺激に対する知覚過敏
②ガス排出機能の低下
③ガス移動が円滑になされず偏在する
④腸管内のガスや便などの内容物の増加

順番に検討しましょう。お腹が張っているという感覚の原因は、④腸管内のガスや便などの内容物が増加しているせいだ、と考えるのが一番自然です。しかし本当にガス型の人のガス発生量は健康な人よりも多いのか、という肝心な点がまだはっきりしないのです。

おならの量を量る試みはいくつかの方法でなされています。たとえば腸で発生する水素は、血液中に吸収されて肺を通して息として排出されますが、このことを利用してガス排出量と水素成分を測定する方法があります。しかしその研究結果についてはガス型の人は健康な人と比べて、「変わらない」や「やや多い」といった中途半端な報告が多いのです。

また腹部膨満感を訴える患者さんの腹部単純レントゲンではガスが溜まっている所見

が観察されることは多いのですが、ＣＴ所見では腹満を訴える人と健常者とでは差異がないという報告もあるのです。

こうした矛盾する報告から、仮にガス型の人は健康な人よりもガス発生量が多いとしても、その差は僅かで、それよりも③ガスの移動が円滑になされずガスが偏在する（ガス溜まりが発生する）ことで症状が生じる要素の方が大きい、という説が有力です（注d-3）。

次に腹部膨満感は、①腸管刺激に対する知覚過敏のせいだとする説は、実験でも確かめられています。まず健康な人に1分間に30cc（一時間1・8ℓ）の速度で空腸（小腸のうち、十二指腸寄りにある部分）に無害なガスを注入したところ、これという不快感の報告はありませんでした。つまり健康な人にとってはこの程度のガス量では速やかに排出されるので不快とは感じない、ということです。

今度は過敏性腸症候群の人に対して、先程より少ない一分間に12ccのガスを注入してみました。すると腸内にガスが溜まっているとする感覚や腹部膨満感などを訴え、おまけに「普段の症状に近いほど苦しい」と報告したのです。こうした結果は過敏性腸症候群の人は、健康な人に比べて少量のガスによって腹部膨満感が出やすいことを示しています。

これは①腸管刺激に対する知覚過敏は、腸における感覚機能の障害のせいだとする仮説の根拠になるものです。一方②ガス排出機能の低下と、③ガス移動が円滑になされず偏在する、はどちらも運動機能の障害を疑う仮説です。

過敏性腸症候群は腸に運動機能の障害があり、その結果ガスがうまく排出されていない、という報告はいくつもあります。その原因に関しても複数の仮説があり、有力なものとしては腸ぜん動と関係する縦走筋や環状筋などの腸にある筋肉の運動異常だとする説です。これはお腹の痛みや張りといった症状は、腸が弛緩していると感じにくい、という事実と一致します。

腹部膨満感の原因は、腸管以外の筋肉による可能性もありそうです。たとえば緊張を抑制する内臓反射の障害にともなう腹壁の筋肉のジストニー（痙攣や硬直）や膨張と関係するとか、横隔膜の筋肉の状態と関係するという指摘もあります（注d-4）。

また従来、腹部膨満感や腹痛は、大腸にガスが溜まっているからだと考えられていましたが、そうではなくて小腸におけるガス輸送の障害のせいだとか、小腸の細菌増殖によってガスが発生しやすくなっているためだ、とする説もあります（P83参照）。

お腹が張る病気

腹部膨満（感）が出現する病気はいくつもあります。なかには重篤なケースもあり、その中には胃腸の一部に穴があいたり（穿孔）、腫瘍や水のために消化管が圧迫されたり、詰まったりする例もあります。

一方、内視鏡などの検査では異常が見つからないのに腹部膨満感が出現する病気の代表としては機能性消化器疾患（ＦＧＩＤｓ）があり、その中には過敏性腸症候群や機能性ディスペプシア（ＦＤ）、機能性鼓腸（機能的腹満）、呑気症、機能性便秘症などが含まれます。

過敏性腸症候群は大半の例で腹部膨満感を訴えます。便秘型では便秘の程度と腹部膨満の程度が相関するという報告や、下痢型では腹部膨満の訴えは実際の腹囲とは相関しないといった報告もあります（注ｄ−２）。

「自分はガス型です」という人は今挙げた病気のどれかに該当したり、重複したりする場合も多いのですが、腹部膨満感を伴わないガス型の人も珍しくありません。

おなら、お腹の張りの治療

ガス型や腹部膨満（感）に対する標準的な治療法はありません。薬物療法としては次のようなものが試みられています。

ガスコン（シメチジン）：ガスを減らす薬として、内科や消化器科でもよく処方されます。ガスは腸内では泡状になっていて、ガスコンはこの泡の表面張力を低下させる作用があるとされています。しかし効果がはっきりしない場合も少なくありません。

大建中湯：この薬は腸の動きが止まってしまう腸閉塞（イレウス）の治療薬や予防薬としてもしばしば使われ、腸の動きをコントロールするのに効果があります。

ワゴスチグミン（ネオスチグミン）：副交感神経の働きを高め、胃腸の動きを活発にします。腹部症状の軽減に加え、客観的にも腸管拡張に効果がある、という報告がありま す。

整腸剤：整腸効果や腸内細菌の改善効果はありますが、直接的な効果は不明です。

抗生物質：特殊例に対する治療です（P150参照）。

プロバイオテックス：乳酸菌やビフィズ菌などを摂取して、腸内フローラのバランスが改善させようとするものです（P85参照）。

低FODMAP食：注目されていますが、まだ標準的な治療法とはいえません（P154参照）。

なお軽い運動や、寝た状態でのお腹のマッサージはガス移動を促進し腹部膨満を軽減します。副作用もないので、日常的に心がけてください。

呑気症（空気嚥下症）——症状はお腹の張りとおなら

呑気症は空気を呑み込んでしまう（呑気）ことによる病気です。若い女性に多く、心療内科や精神科を受診する人の大半は、空気を呑み込むことよりも、お腹の張り（腹部膨満）やおならに困っている例です。なお呑気症の多くは、過敏性腸症候群やFD（機能性ディスペプシア）を合併しています。（注d-1）。

呑気症による腹部膨満感を訴える人は、次のような傾向があります。

（1）朝は症状が軽く、夕方に向って徐々に悪化する

朝覚めた直後はほとんど症状がないが、昼食後～夕方に悪くなる傾向です。

（2）排便やおならをしてもお腹の張りが改善しない

排便やおならをした直後でも「全く変わらない」とか「多少改善する程度だ」とい

う人が大半です。

（3）休日など、ストレスが少ない状況では軽減する

あくまで傾向ですが、平日に比べて仕事や学校がない日は「症状がほとんどない」とか「軽くなる」と言う人が多いようです。またあまり親しくない人と食事をするときだけ症状が出る、など精神的な緊張と関係する人も珍しくありません。

（4）早食いの傾向がある？

早食いは食物と一緒に空気を飲み込みやすいため、呑気症は早食いの人が多いとされています。ただ、そうともいえない人もいてはっきりしません。

（5）睡眠中は軽減する

睡眠中は呑気がないのと、副交感神経系が優位になり腸の動きがスムーズになるため、目覚めたばかりの時点ではお腹の張りが軽減します。しかしこれもあくまで一般的傾向のようで、「睡眠中もお腹が張る」と訴える人もいます。その人たちは睡眠中に歯ぎしりがあったり、睡眠が浅かったりする傾向があります。

呑気症、呑み込んだ空気は体のどこまで入る?

食事をすると誰でも意識的にまたは無意識に、3〜4回ゲップをするようです。呑気症はゲップがうまくできないためというよりも、食事の際以外にも過度に空気を呑みこむ傾向があるために症状が生じます。

呑気症は、空気がどこまで入るかで次の三つにタイプ分けされます。

(1) 食道に入った後、そのまま口から出る

通常、ゲップは空気が食道で逆流する現象ですが、このタイプはゲップが過剰になったものといえます。患者さんはゲップの回数や音、喉の違和感などに困るようです。なお空気の逆流現象は食道におけるpHや電気的測定(インピーダンス)によって証明されています。

(2) 胃に入った後、食道を逆流して口に戻る(Magenblase症候群)

空気が胃まで入るため、特に食後に腹部膨満感や上腹部痛、または前胸部痛などの症状が出ます。この症状はゲップで改善します。

(3) 腸の内まで入る

呑み込んだ空気が、胃を通り越して腸にまで入ってしまうため、鼓腸や腹部膨満感、

腹痛、おならなどの症状が出るものです。いったん胃を通り越すとゲップをしても口から空気が出にくくなり、症状は夜まで続くことが大半です。このタイプの多くは過敏性腸症候群を合併しています。

この三つのタイプはどれもストレスの関与が大きいとされていますが、（1）食道に入った後、そのまま口から出るタイプでは特にそれがいえそうです。それというのもこのタイプの人に対して、食道に検圧器を装着してゲップの回数を記録するという実験を行う際に、検査を受けている人（被験者）が、自分のゲップの回数を記録されていることに気づくと、ゲップの回数が増えます。

一方、今度は被験者に心理検査を回答させるなどをしてゲップ以外に注意を向けると、ゲップの回数が減少するなどの現象が見られたという報告や、暗示によってゲップの回数が減ったという報告があります。これらはゲップの回数が心理的な影響で変化することを示すものといえるでしょう。

「唾液を呑み込む」問題で悩む患者さんもいる

呑気症の一つに分類すべきかどうか微妙ですが、患者さんの中には「唾液を呑み込む際に音が出るのが困る」とか「唾液を意識しないと呑み込めず、口の中に溜まってしまう」といった訴えをする人もいます。中高校生などの女性に多いです。

こうしたケースには二つのタイプがあります。一つは対人緊張（社交不安障害）に近いと考えられるもので、他人の存在を意識してしまう場面で症状が出るタイプです。たとえば高校生、B子（17歳）さんのような例です。

「B子さんは小学生のころから唾液を呑み込んでしまう癖があり、静かな教室などで呑み込んだときに出る音をクラスメイトに気付かれるのが辛く、不登校ぎみにもなったため受診しました。唾液を呑み込んでしまうせいか、お腹がグルグル鳴ったり張ったりするもの困るし、ガスも出やすい、とのことです。」

もう一つは強迫性障害に近いと考えられるタイプで、場所や状況とは無関係に、いつも唾液を飲んでしまうことが気になったり、いつも唾液を吐き出したり、テッシュペーパーで拭ったりするケースです。

呑気症とストレス、性格

呑気症に対して「心理的要因に加え、無意識的に学習された習慣」という見方をする研究者が多いようです。私もその意見に賛成で、心理的な要因と「癖」とが合わさった人が多いという印象を持っています。

医歯大での調査（注d-5）によると、呑気症の心理的なストレス要因としては受験勉強や学校生活における緊張、友人関係の悩みなどが最も多く（39・6％）、続いて仕事による緊張やストレス（36・4％）や家庭内の問題（20・3％）で、さらに心理テストからは72・6％に抑うつ傾向がみられたとのことです。

呑気症の背景に精神的なストレスがあるとされていますが、本人としてはストレスを自覚していない例もよくあります。ただし、ストレスがないと言う人でも毎日の生活でガマンしたり、嫌なことを「呑み込む」傾向があるとは当人も認めることが多い印象があります。

呑気症の治療

決め手になる治療法はありませんが、腹部膨満感など、お腹の症状が主体の場合は過敏性腸症候群に準じた治療が試みられます。これに加え、緊張する場面などで症状が悪化する傾向があれば不安障害（対人緊張など）に準じた治療を、また仕事やイベントとは関係なく毎日同じように症状があるようなら強迫性障害に準じた治療も考慮する、といった治療方針で症状改善が期待できると私は考えています。

またストレスや緊張、不安などに繋がりそうな要因があるなら、可能な限りそうした要因を減らす工夫も試みるべきでしょう。

治療薬としては過敏性腸症候群や逆流性食道炎に対する薬、抗うつ剤、抗不安薬、向精神病薬などが使われるようですが、どの薬がより効果的なのかに関しての見解は一定しません。またガスコンがしばしば使われますが、その効果は個人差があります。なお、炭酸飲料の制限や、ゆっくり食べることは有効だとされています。

医歯大の小野繁先生は、噛みしめや口蓋への舌圧接（口腔内の上側を舌で押しつける）があると、食べ物が口腔から咽頭に送り込まれたときと同じように、嚥下反射が誘発されて、唾液や空気の嚥下が生じるために呑気症になりやすいと考え（噛みしめ呑気症候群）、習慣的な噛みしめを自覚しやすくするために、一種のマウスピース（スプリント、口腔内装置）を装着する治療を発案しています（注d-6）。

呑気症の特殊例？

呑気症は学校や職場などで生じる緊張やストレスが関係している例も多いのですが、なかには次のような特殊な例もあります。

・自覚はないが、ストレスで症状？　A子さん　60歳女性。専業主婦

A子さんは「お腹の張り」に困って受診しました。朝方はそうでもないが、昼過ぎからお腹の張りを感じるようになり、夕方になると家族からも「妊娠したの？」とからかわれるほどお腹が膨れます。このためワンピースなどできるだけ腹部を圧迫しない服を選ぶのですが、それでもお腹が張って苦しい、とのこと。

お腹の張りは「家事を終わらせて寝る準備を始めるころに少し楽になり、朝起きたときには感じない」「便秘や下痢はなく、おならは臭わない」「（自覚的には）空気を呑み込んでいると感じたことはない」そうです。さらに自分では「ストレスもないし、なぜ症状が続くのか分からない」とも話していました。

治療は始めたのですが整腸剤やガスコンは無効。抗不安薬やＳＳＲＩは多少効果あるが不十分でした。しかし約半年たったころ、「そういえば、最近お腹の張りが気にならなくなってきた」と言うので、理由を尋ねてみたのですが「分からない」とのこと。

そこで日々の生活の様子を尋ねたところ、この間、ご主人が再就職して帰宅が夜遅くになり、このためA子さんの日常生活において、以前のように友達と会ったり、趣味に費したりする時間が増えたという変化があったようです。

A子さんは、ご主人が家にいるのがストレスだとは感じていないようですが、ご主人の再就職と症状改善にはなんらかの因果関係があるように思われました。

・「やることがない」ストレスで症状？　P氏。56歳男性。サラリーマン

P氏は体力もあり残業も厭わないで精力的に仕事をするタイプです。会社の内規により55歳になったため、子会社に出向になりました。新しい職場は待遇こそ良かったのですが暇なポストで、「あくびをかみ殺す」日々を送っていました。すると出向になって一カ月ほどするとお腹が張り、特に昼食後には苦しいほどになったため受診しました。

P氏に対してお腹の張りの改善を狙っていくつかの薬を試したのですが、余り効果がみられませんでした。ところがある日、その会社で販売している商品に重大な欠陥がみつかり、顧客対応や製品回収に追われる日々が続くようになったら、症状がすっかり無くなってしまったのです。

P氏の症状がなくなった理由として、仕事が忙しくなることで自分の症状に対して、注意が向かなくなったため、と推測できそうです。

第5章　自己臭症

自己臭症とは──「おなら」の悩みで受診

自己臭症（自臭症）とは、実際は臭わないのに「自分の体から嫌な臭いが出ている」と思ってしまう病気です。この病気の症状として、心療内科で一番多く見かけるのは「おなら」ですが、口臭を訴えて歯科や口腔外科を訪れる人や、体臭を訴えて皮膚科や内科を訪れる人もいます。

自己臭症の人は、教室や電車の車内といった人が密集する場所など、臭いをかぎとれる状況で不安や恐怖を感じます。またこれに関連して、他人のちょっとした動作、たとえば咳ばらいや鼻をすする、鼻に手を当てるなどに対して過剰に反応する傾向があります。特に「何か臭うよね」といった周囲で話される話題を耳にすると「それは私のことを言っているのでは」など、自分と関連付けて捉えがちになります。

ただし「自分が臭う」ことに関する確信の程度は人さまざまです。たとえば「いつも臭いが漏れている」と主張する人に対して、私が「少なくとも今は臭っていないよ」と答えると、「そうかも知れない」などと自分の確信が揺らぐ人から、「先生は私のことを気づかってそう言っているだけ」と私の言葉を否定的に捉える人までいます。

症状が出る時間や状況も人によって異なり「二十四時間、臭っている」と語る人から

「教室や職場など特定の場だけで臭う」と語る人まで、さまざまです。また臭いの問題を抱えながらも社会で活躍している人から、引きこもりに近い状態になっている人までいます。

自己臭症の病態

症状の確信度や対人関係、社会生活の適応度などが一様でないことから、自己臭症はさまざまな病態を含む症候群だと考えられ、次に述べる三つの病気と似ているとされています（注d－1）。

一つは強迫性障害です。これはある特定の事柄に対する強いこだわりを持つ病気です。強迫性障害（ＯＣＤ）でよく見かけるのは、外出するときに自宅の鍵やガスの元栓がちゃんと閉まっているかどうかが気になり、何度も確認しても、それでも安心できないといった例です。これと同じように、自己臭症の人は自分の体から発する臭いの有無にこだわってしまう、というわけです。

また自己臭症で加害恐怖がしばしばみられるという点でも強迫性障害と似ているとされています。強迫性障害では、たとえば車を運転しているときに「人や物とぶつかったのでは」とか「自分が運転している車のタイヤが石を跳ねて誰かをケガさせたのでは」など、自分の行為のせいで人に危害を加えてしまったのではと悩む（加害恐怖）ことがよくあるのですが、自己臭症でも「自分が近寄ることで他人にイヤな思いをさせたのでは」などと悩む人が少なくありません。

ちなみに日本ではあまり使われることがない用語ですが、自己臭症とほぼ同じ概念の病気として嗅覚関連付け症候群（ＯＲＳ）という病名があり、これは強迫性障害の一つに分類されることが多いようです。

二つ目は対人恐怖（社交不安障害）に似ているという指摘です。もともと日本では自己臭症に重症対人恐怖や確信型対人恐怖といった病名が付けられた時期もあります。

対人恐怖は、大勢の人の視線に晒される場面で、緊張や不安などの症状が出ますが、自己臭症の人も「臭いが気になるのは学校のクラスや職場、電車の中だけで、家にいると気にならない」など、特定の場面においてだけ症状が出ると訴えることが少なくありません。こうしたケースがあることが、対人恐怖に近い病態だとする説の根拠になっています。

ただし対人恐怖は「他人と接しようとすると自分が緊張する」など、困る問題が自分自身に向けられるのに対して、自己臭症は「他人に迷惑をかける」など、問題が他人に向けられる要素が強い点は、対人恐怖よりは強迫性障害に近いといえます。

三つ目は統合失調症に似ているとする説です。自己臭症の人がその後、統合失調症になる例は少ないのですが、実際にあることからもこの説が支持されています。

また「通り過ぎた人が鼻に手をやったり、鼻をすったのは自分が臭かったから」など、相手のしぐさから直観的に感じ取ってしまう傾向があり、これは統合失調症によく見られる関係念慮（関係妄想）であると解釈できる点も、統合失調症に似ているとされる理由の一つです。

自己臭症はかつて、思春期妄想症と呼ばれたこともあります。こうした病名が付いたのは青春期に妄想とも呼べる症状の一つとして、自己臭が現れる場合もあるからです。

区別が難しい「ガス型」と「自己臭症」

「ガス（おなら）が困る」と受診した患者さんの場合、問題なのは本当におならが出ているかどうかです。もし本当に出ているなら過敏性腸症候群のガス型や呑気症などでしょうし、本人が出ていると考えているだけなら自己臭症となるので、当然治療法も違ってきます。

ただしこの区別は簡単ではありません。常識的には実際におならが出ると「今、出た」と本人が自覚できるはずです。ですから「おならが出る瞬間が分からない」と訴える場合には、自己臭症の可能性が高そうだ、と推測できます。ところが学校や職場などでは「おならが出るのではないか」という不安や緊張のために、おならが出た瞬間が分からなくなることも珍しくないのです。

さらに自己臭症といっても、お腹の張りや腹痛、下痢、便秘といった過敏性腸症候群の症状を併せ持つ人もいます。実際、おならを主訴として受診した自己臭症患者の53％は過敏性腸症候群を合併していたとの報告もあります（注e-1）。

私もおならで悩む人は、この二つの病気を併せ持ちやすいと考えています。たとえばガス型の人も、臭い自体は微弱であっても、それを気にするあまり「臭っているのではないか」という不安が頭から離れず、過剰に心配するようになり、結果として自己臭症に近い状態になることがあります。

また自己臭症の人は、もともと「自分は嫌われている」という気持を持ちやすい傾向があります。このため嫌われる原因探しをしてしまい、その結果、お腹のぐるぐる音や張り感、ガスなどを気にするようになり、さらに気にすることで腸にも悪影響を与えるといった悪循環が生じやすくなるからです。

ただしガス型と自己臭症はガスを苦にする病気という点では同じですが、本人が苦にするポイントが違うことが多いようです。それというのもガス型の人の心配や不安は「ガスが漏れるのではないか」という自分の状態に対して向けられるのですが、自己臭症の人の不安や恐怖は「漏れてしまったおならの臭いを、他人に気づかれたのではないか」という他人に向けられる点が異なります。

実際に臭う、他臭症の例

自己臭症ではなく他臭症、つまり実際に臭うという例もあります。たとえばK子さん（24歳）は面接試験を受けるため、ある会社に出向いたときの体験を語ってくれました。〔係の人から「ここで待つように」と言われ、ある部屋に通されました。その部屋は、面談専用なのか私が暮すアパートのキッチンとあまり変わらないぐらいの狭い所でした。呼ばれるまでの時間があると分かったので、私は部屋を出てトイレに行きました。ところがいざ、トイレから部屋に戻ろうとしたら、さっきまで自分がいた部屋が分からなくなったんです。しかたないので、似ている部屋を一つずつそっと開けてみました。三つ目のドアを開けた瞬間「あ、さっきまで私はここにいたんだ」と分かったのです。それというのも私の部屋と同じ臭いがしたからです。」

こんなケースは、実際に臭いが出ていると考えた方がよいでしょう。臭いは糖尿病や肝臓病、ガンなどの病気でも出ることがありますし、トリメチルアミン尿症（魚臭症候群）やカビの臭いに近いフェニルケトン尿症など、特有な臭いで知られている病気もあります。

人間も動物ですから、誰にでも臭いがあります。良く話題になるものとしては、ワキガや足の蒸れた臭い、加齢臭などです。問題は臭いの有無ではなくその程度です。臭いが気になる場合は、家族など親しい人に臭いの程度を確認してもらい、その人たちも気になるほどなら、まずは内科や皮膚科、歯科で相談してみてください。

果して自臭症と診断すべきなのか――知覚過敏や「かん違い」？

家族や周囲の人がいくら「臭わない」と否定しても、自分が臭いを発しているという確信が揺るがない場合、通常は自己臭症という診断になります。そして、おならが出るという感覚は一種の幻覚（体感幻覚、体感異常）だとみなされます。幻覚とは、対象や根拠がないのに知覚してしまう症状のことです。

たしかにおならを訴える人の中には、幻覚や妄想としか考えられないような表現をする人もいます。たとえば「数十メートル離れている人にも自分の臭いを気づかれてしまう」とか「おならは途切れることなく終日出ているが、おならが出ている感覚はわからない」といった訴えです。

ところが幻覚や妄想、思い込みだと判断すべきかどうかを迷ってしまうほど、身体的な実感を伴うリアルな訴えをする人もいるのです。たとえば、「家族や他人に指摘されたことはないし、自分でも臭いはわからない。それでも自分としてはおならが出ていると思う」と語り、その理由として「おならが出るときに肛門あたりの温熱感がある」とか「おならが出た瞬間の違和感が分かる」「数分毎におならが出る感覚がある」など、おならが出たときと、出ていないときとでの、肛門付近の感覚の違いなどを話す人たちです。こんなケースについては、私はこうした感覚は幻覚や妄想ではなく、実際の身体感覚に基づいたものだと考えています。

そう考えたくなる理由として、こうした訴えをする患者さんの大半はごく普通に見える人だからです。つまり頑なな思い込みをしがちだったり、神経質なほど細かいことを気にする、といったタイプではなく、おならに関連する訴えを除けば、心身とも健康的で、また社会的にも活躍している人が多いからです。

特に「数分~数十分といった時間間隔でリズミカルにおならが出る」と訴える人に対しては実際の感覚に基づいたものだろうと私は推測しています。それというのも、私はこのようなリズミカルな体感幻覚が出現すると訴える精神病圏の例を診たことがないからです。過去の文献も調べてみたのですが該当しそうな報告例は見つかりませんでしたし、何人かの精神科医に尋ねた範囲でも「そんなケースは診たことがない」という答えでした。

では、もし幻覚や思い込みではないと仮定すると、この人たちの症状をどう理解したらよいのでしょうか。まず考えられるのは、腸のぜん動運動をおならの感覚に結びつけて本人が理解(誤解)している可能性です。しかし腸のぜん動運動は通常一分間に数回以上の頻度で生じるのですが、この人達はおならが出る感覚は「数分に一回」と語り、頻度が異なっているので、そうした可能性は少なそうです。

もう一つは、知覚過敏説です。おならは腸壁に沿って下降し肛門に向かいますが、肛門付近には便とおならを区別することもできる知覚神経があります。この神経が発するメッセージを、誤解したり過剰に知覚したりしているのではないかという仮説です。

便の場合は、便の量が少ない場合や、排便の機会を逃すと、いったん便意が生じてもしばらくするとその感覚が無くなってしまいます(アコモデーションという名前が付いている)。これと同じように、おならに対する知覚も時間が経つと減少すると思われます。また実際、ガマンすると、溜まったおならは腸管を再び上昇するので、肛門付近に停留するおならの量は減ると思われますが、こうした変化に伴う感覚をおならが出たと勘違いして認識している可能性があるのではないでしょうか。

ただし、これまでにこうした症状を身体感覚(知覚)と関連づけた研究報告はないようなので、あくまで私の推測になります。次にその例を挙げておきます。

・5〜10分に一回、いつもおならが出る

Tさん　25歳女性　医師

「中学1年のとき、クラスでおならを出してしまうことがあり、おならを気にし始めたら、一カ月もしない内に5-10分毎におならが出るようになりました。寝ているときや何かに集中しているときは分かりませんが、気付いたときはいつも出ていて、自分では止められないのです。

音はしないし自分では臭いも分からないです。家族に尋ねても『臭わない。気のせい』だと言います。でも肛門の感覚で出たのが分かるし、そのとき周りの人が鼻を抑えたり、すすったりするので、出たと分かるのです。

私はできるだけ元気そうに振る舞っているので、明るい人だと思われていますし、友達もいます。だけど、おならのことを考えると友達と一緒に旅行できませんし、皆がわいわいやっている輪の中に入るのも本当は嫌なのです」

・10分毎におなら。自分でも臭う

Wさん　50歳女性　事務員

「半年前、休みの日に家でくつろいでいたとき急におならがたくさん出ることがあったのです。それから徐々に悪化して今ではいつも10分毎ぐらいの間隔で出ています。さすがに目覚めた直後はありませんが起きて30分もするとおならが出始め、寝るときまで続きます。

今でも接客の仕事はしていますし、休みの日には友達とも会っています。私は臭うと思っていますが、家族は『臭いが気になったことはない』と言います。家族以外の人に臭いについて尋ねたことはありません」

自己臭症の典型例

自己臭症の典型例は、おならが出る瞬間が分からないし臭いも分からない。しかし周囲の人のしぐさで分かる、というケースです。

・Mさん　21歳女性　大学生

「私は小学校のころから周りの目を気にするタイプで、当時も今も本音で話せる友達はいません。

中学1年よりお腹の音が気になるようになり、親に相談したけど、あまり本気にされず病院に行きたくても行けませんでした。高校に入ってからは音よりもおならの臭いが気になり、途中で通信高校に転校しました。そうしたら学校にあまり行かなくて済むせいか、症状がさほど気にならなくなりました。

それで、気持を切り換えて大学に入ったんです。はじめのうちはお腹のことよりも友達を作ることで夢中でした。だけどクラスで私を見て馬鹿にしたように笑った子がいて、それを気にしていたらまたおならが出るようになったのです。

おならがいつ出ているのかは自分では分かりません。でも教室や電車、街で咳払いしたり、鼻に手をやったりする人がいると『やっぱり臭っているのかな』と思ってしまうのです。家でも出ていると思いますが、家族は何も言いません」

自己臭症の治療

確立された治療法はありませんが、考え方としては「自己臭症の病態」の節で述べた、強迫性障害や社交不安障害、統合失調症などの治療に準じたものになります。

治療成績や治療法に関する報告を紹介しますと、Begumら（注e－2）は文献により84の症例（男性52名、女性32名）を検討しています。それによると、発症年齢は58％が20歳未満で、平均は21歳（11歳～48歳）。そのうち約半数のケースにおいて、発症のきっかけとしてストレス、とくに臭いに関連する体験があったと考えられた。経過観察ができたケースの約三分の二が回復または改善した。また精神療法の他、向精神薬や抗うつ剤などの薬物療法が主に行われた、としています。

朝倉ら（注e－3）は北海道大学精神科を受診した32例を報告しています。それによると発症の平均年齢は19歳。その大半に向精神薬や抗うつ剤、抗不安薬のいずれかの治療を行った結果、症状消失は36％、軽快は44％、不変は20％だったと報告しています。

私が直接診た患者さんの場合、初発（初めて症状が出たとき）は中学生が一番多く、受診時年齢は、大半が10歳代後半から20歳代前半ですが、年齢層は10－50歳台と幅広い。治療成績は今しがた述べた他の報告とほぼ同じ。治療薬に関しては、向精神薬や抗うつ剤が効果的なことが多いが、症状が緊張場面に限定する例では抗不安薬やＳＳＲＩも有効。臭い以外の症状がある場合にはその治療も行うと、結果的に臭いの改善にもつながる、という印象があります。

ちなみに「治療によって全く症状が無くなった」というのが理想かもしれませんが、そこまでにならなくても本人が「日によって臭いを感じないときも出てきた」とか「人に会うのが苦にならなくなってきた」といった感想を持てるようになると、さらなる改善が期待できるようです。

精神療法としては、認知療法や行動療法、森田療法などが試みられることがあるようです。この他、家族などの協力で治療に役立つ方法について述べておきます。自己臭症の人は臭っていないと周りの人が説明してもなかなか納得しません。さきほども話しましたが医師などが治療場面で「臭っていない」と伝えても、「本心は、私が臭いと思っているはず」といった理解をしがちです。

しかし家族や信頼できる人に対して、本人が気軽に「今、臭っている？」と尋ねることができ、またそれに対してホンネから出た返事がもらえる環境は治療的にも役立ちます。自己臭症では彼氏（彼女）ができたら症状が改善したという例をしばしばみかけますが、これもホンネで語れる安心できる関係が生れる効用なのでしょう。

おならの悩み。病因はさまざま（まとめ）

ここで、おならで悩むケースをまとめておきます。病名別で分類すると次のようです。ただしガス型や呑気症、自己臭症はそれぞれ、合併する例も多いのが実情です。

・過敏性腸症候群ガス型

困ること：おならの音、臭い、お腹の張り

特徴　：おなら出た瞬間が自分で分かる

十分に排便すると、しばらく（30分以上）、おならは出ない

緊張場面でも家の中でも（状況と無関係に）おならが出やすい

お腹の張り感があっても、実際にお腹が膨らむことは無いかあっても軽度

・呑気症

困ること：お腹の張りやおならの音

お腹の張りは「ベルトがきつい」など客観的な情報を伴う

特徴　：臭いはないか、あっても軽度。さまざまなタイプがある

緊張場面で症状が強くなるタイプ、場面と無関係のタイプ

夕方に向けて悪化するタイプ、終日症状が続くタイプ

食後悪化するタイプ、食事と無関係のタイプ

・自己臭症

困ること：臭い

特徴　：おならの音はしない。お腹も張らない

症状は食事や排便で変化しない

おならが出ていることを裏付ける客観的な根拠が弱い

呑気症と同様、学校や職場など緊張場面で症状が強くなるものや、終日症状が続くものなど、いくつものタイプがある

「いじめ」と「おなら」どっちが先？

残念なことですが、おならの問題を抱える人は過去に「いじめ」の体験がある人が少なくないようです。私は当初「おならのため、いじめにあったのだ」と理解していました。確かにそんな例もあるのですが、その逆も結構あるのです。P子（16歳）さんは中学1年に初めてガス症状が出た頃の体験をこんな風に語っています。

「私はもともと友達も多く、活発だったし、冗談言ったりして、どちらかというとクラ

スのムードメーカーでした。ところが中学に入って、同じやり方をしようとしても上手くいかなかったのです。冗談言ってもシラ~という雰囲気になったり、『なんだアイツ』みたいな顔をされたり。実際『うざい』と言われたこともあるんです。

それで出しゃばらないようにしてたけど、休憩時間のある時、私が席に座っていたら誰かが『臭くない?』と言いながら私の横を通り過ぎたんです。私のことではなかった可能性もあるけど、その時から『私って臭いのかな』と思うようになったのです。

最初はクラスの中だけでおならが気になっていたけど、そのうち学校に行こうとして家から出るともう臭っているような気がするようになりました」

つまり初めにクラスでの嫌がらせがあって、その原因としてP子さんは「自分が臭っているから?」と考えるようになったという経緯なのです。P子さんの場合はクラスにいるときに症状が出るようですが、範囲がさらに広がって「家を出た瞬間から出る」「家でも出る」と語るようになる人もいます。

P子さんの場合、他の腹部症状はないようですが、いじめをきっかけに下痢やお腹のグルグル音、お腹の張りなど、過敏性腸症候群や呑気症になる例も珍しくありません。またイジメだけでなく、勉強や仕事、人間関係などのストレスが症状のきっかけとなる例は、全てのタイプの過敏性腸症候群や呑気症、自己臭症でみられます。

第6章　過敏性腸症候群の治療と工夫

過敏性腸症候群を良くするために

腸自身の問題を別にすれば、過敏性腸症候群は、図表6-1で示すような脳と腸、そして環境の三つが作る関係にその原因があるといえます。

つまり、過敏性腸症候群がなかなか良くならない場合、この図表の斜線部分で示した要因のどれかに問題がある。そしてその問題点が改善できれば症状も改善する、というわけです。

ただし実際は、問題点が分かっても変えられないことも少なくありません。たとえば症状が続くのは家庭や職場のストレスのため、と推測できても、すぐにストレス源となっている原因を取り除けるとは限りません。また

図表 6-1 過敏性腸症候群の原因(腸自身を除く)

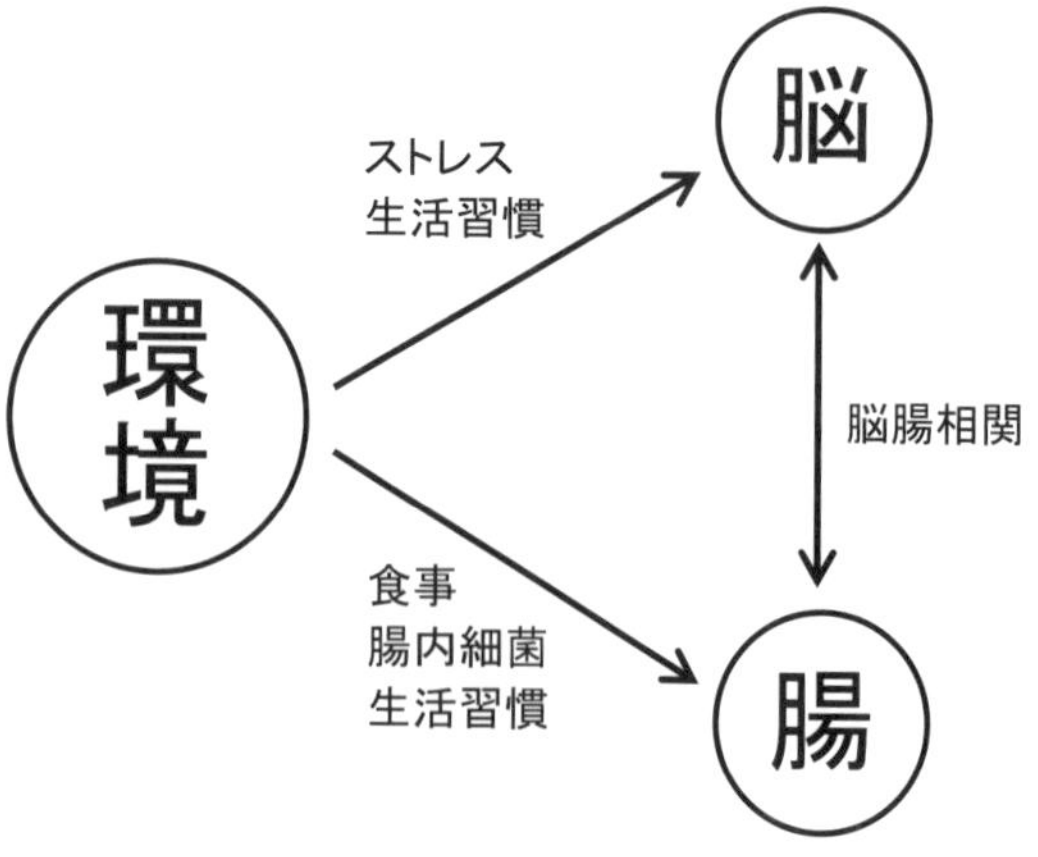

問題点がいくつもあったり、はっきりしない場合も多いのが実情でしょう。

しかしここで諦めてはいけません。そんな場合でも、矢印で示したどれか一つでも改善すれば、症状の改善も期待できます。つまり直接原因でない部分の見直しでも症状改善が期待できるのです。わざわざ図表を三角形にしたのも、そのことを伝えたいためです。

この章では主に薬物療法とカウンセリング（精神療法）、そして日常生活の工夫の話をします。ちなみに（a）（b）（c）に対するそれぞれの効果の程度を◎、○、△で示したのが図表6-2です。ただしこれはあくまで相対的な比較です。また脳と環境の関係は、脳と腸の関係と重複するので、本文では省略しました。

まずは薬物療法の話からです。この3つに対するそれぞれの薬の効果は次のようです。

（a）腸を取り巻く環境（図表では△）

図表6-2　原因別でみた治療効果の比較

	薬物療法	カウンセリング	日常生活の工夫
腸を取り巻く環境	△	△	◎
脳と腸との関係	○	◎	△
腸自身	◎	△	△

◎ 特に優れている　○優れている　△効果的なことがある
注: あくまで相対的な比較です

薬での環境改善は期待できませんが、腸内環境の一つとなる腸内細菌の改善に対しては薬が期待できます。

（b）脳と腸の関係（図表では○）

不安や緊張など、精神を安定させるものや、腸の動きに関係する自律神経（交感神経や副交感神経）に働きかける薬は有効です。

（c）腸自身（図表では◎）

図表では◎にしましたが、これはあくまで他の二つと比較して相対的に優れているという意味です。残念ですが腸自身を健康にする薬はありません（漢方薬のなかにはそうした効果があると考える医師はいるようです）。薬は腸自体に働きかけるというよりも、主に腸に繋がる神経末端（受容体）などに働きかけることで、間接的に腸の運動機能を調節しようとするものです。

便秘型の治療薬

・センナの服用は慎重に

市販薬を含め、便秘に対してよく使われる薬としてはセンナ系下剤（コーラック、アローゼン、プルゼニドなど）があります。これは刺激性下剤と呼ばれるもので、腸を刺激することでぜん動運動の亢進を促して便を出すことを目的にしています。したがって腸の動きが悪くなっている便秘（弛緩性便秘）に対して、必要時に使用するのには向いていますが、腸ぜん動が亢進している過敏性腸症候群には向きません。では便秘型の過敏性腸症候群にはどんな薬がよいのでしょうか。次に挙げてみましょう。

・酸化マグネシウムは比較的安全

マグラックス（酸化マグネシウム）は腸内で炭酸水素マグネシウムになり、浸透圧によって腸壁からの水分流出を促します。このため腸管内での水分量が増え、結果的に便が柔らかくなり、また出やすくなります。

通常は安全な薬です。マグネシウムが入っているので高マグネシウム血症になることを心配する人がいます。しかしながら体内でのマグネシウムのバランスは、腎臓の尿細管で調節されているので、高齢者や腎機能障害がある場合を除き、高マグネシウム血症になる可能性はほとんどありません。

・漢方薬。過敏性腸症候群に効果あり

潤腸湯や桂枝加芍薬大黄湯、大黄甘草湯、麻子仁丸などが使われます。ところでこれらには大黄が入っています。大黄は刺激性下剤に分類されるので、センナと同じような副作用があると主張する医師もいますが、センナよりは腹痛になりにくく、過敏性腸症候群の便秘に対しても使用できます。

・アミティーザ（ルビプロストン）——新しいタイプの下剤

粘膜上皮変容薬といわれるもので、小腸の粘膜上皮にあるイオンチャンネルを利用して腸管内に水が分泌されて便を出しやすくします。また腹部膨満や腹部不快感にも有効とされています。高齢者にも使え、また長期投与でも効果が落ちにくいという特徴もあります。

・リンゼス（リナクロチド）——過敏性腸症候群に特化した薬

これは通常の便秘症ではなく、便秘型の過敏性腸症候群に対してだけ保険適応がある薬です。リンゼスは前述のアミティーザ同様、腸管上皮細胞に作用し、水分分泌を促進することで便通を改善させます。この他に腸管にある内臓痛覚神経線維にも作用し、腹痛や腹部不快感を改善します。

・整腸剤——しばしば使われる

ビオフェルミン（ラクトミン製剤）やラックB（ビフィズス菌）などの整腸剤は腸内環境を整える目的でもしばしば使われます。

薬に頼らない便秘の解消法

薬以外の方法として次のようなものがあります。下剤の量を減らすためにも自分なりに工夫してみてください。

・軽い運動や散歩、腸の揺さぶり

適度な運動をするだけでも大半の便秘は改善します。運動によって腸が揺さぶられるという効果もあるからです。激しい運動である必要はありません。軽い散歩程度でも有効です。

腸を揺さぶるという意味でお腹のマッサージも有効です。ネットなどで「腸もみ」「お腹のマッサージ」などで検索するといろんなやり方が出てきますが、要するに適度に腸が揺さぶられるような工夫なら自己流で構いません。

・食物繊維の多い食事を摂る

自分に合う方法で日常的に摂取することを心がけしましょう。バナナは手軽でお勧めです。

・朝一番に水を飲む

水を飲むことで胃結腸反射を促し、朝の快便に繋がります。

- **便意をガマンしない**

ガマンは便秘のもとです。

- **規則正しい生活、食事をする**

排便習慣のためには規則正しい生活は不可欠です。

- **気分転換など、ストレスを溜めない工夫**

下痢型の治療薬

- **下痢は「止まりさえすればよい」わけではない**

下痢全般に対する薬としては次のようなものがあります。

ロペミン（塩酸ロペラミド）：腸管運動を抑制します。

タンナルビン（タンニン酸アルブミン）：収斂剤。腸粘膜のタンパク質と結合し、腸管運動を抑制します。

アドソルビン（ケイ酸アルミニウム）：吸着剤。細菌性毒素を吸着し、腸管を保護。

フェロベリン（ベルベリン塩化物）：殺菌剤。発酵や腐敗を止めます。

生体にとって、下痢はときには必要です。たとえば有害な菌やウイルスを体から排除する必要がある場合です。ですから食中毒や感染症の可能性がある急な下痢の場合、急いで下痢止めを使うのは考えものです。しかし下痢は電解質や水分を喪失するので、慢性的な下痢は原因に関わらず、改善させた方がよいでしょう。

過敏性腸症候群の下痢型では次のような薬が使われます。

・イリボー（ラモセトロン塩酸塩）——下痢型に特化した薬

セロトニンの一つである5－ＨＴ３受容体拮抗薬。過敏性腸症候群の下痢型に特化した薬です。ぜん動運動を抑えて腸管における水分の輸送異常を改善させて比較的短時間で下痢を抑制し、便形状や便意切迫感も改善させます。さらに腹痛や腹部不快感など内臓知覚過敏を改善する効果もあります。副作用として腹部膨満感や便秘、硬便があります。また長期間の使用で効果が落ちる例もみかけます。

・トランコロン——下痢の他、腹痛にも有効

腸管神経に作用して腸の異常な運動を抑えます。下痢だけでなく腹痛にも効果があります。副作用としては抗コリン作用といわれる便秘や排尿障害、視覚の調節障害、眼圧上昇、口渇などが出る可能性があります。

・整腸剤

整腸剤も下痢型に使われます。それには腸の運動機能を調節する薬で腹痛にも効果があるセレキノン（トリメプチンマレイン酸）や、乳酸菌製剤であるビオフェルミンなどがあります。

・漢方薬――下痢にも効果的

漢方薬もよく使われます。下痢には半夏瀉心湯や真武湯が効果的です。過敏性腸症候群のどのタイプにも試せる薬としては桂枝加芍薬湯があります。これは腹痛にも有効です。また小建中湯もほぼ同じ目的で使われます。

・抗不安薬――緊張、不安場面での下痢に

電車に乗るときや職場や学校に向かうときなど、緊張や不安で下痢になるタイプには有効です。

・コレバイン（コレスチミド）――胆汁性下痢型の過敏性腸症候群に

大腸内視鏡などでは異常が見つからないのに「食事をしたときだけ下痢をして、それ以外では困らない」といった症状がある場合は胆汁性下痢（型）の可能性があり、これに対しては胆汁酸吸着薬で高コレステロールに対しても使われるコレバインが効果的です。

交代型、腹痛の治療薬

交代型では次のような薬が使われます。

・コロネル、ポリフル――交代型の第一選択

コロネル、ポリフル（ポリカルボフィルカルシウム）は小腸や大腸で大量の水分を吸収します。また水分吸収を抑制して保水作用もあります。安全性も高く、交代型には第一選択で試みられる薬です。

・桂枝加芍薬湯――過敏性腸症候群全般に有効

交代型の他、下痢型にも使われます。

腹痛に対しては次のような薬が使われます。

・ブスコパン、コリオパン（ブチルスコポラミン臭化物）

腸のけいれんを止めます。下痢、腹痛の両方に効果的です。ただし定期服用には向きません。また効果がみられない例もあります。

・リン酸コデイン（コデインリン酸塩）

咳止めとしても使われますが、腹痛や下痢に対しても即効性が期待できます。精神安定作用もあるので、電車に乗るときなど緊張や不安をともなう場面で下痢や腹痛になるタイプには向いていています。ただし定期的に使うと効果が落ちるので、あくまで非常用として服用すべきでしょう。

・チアトン（チキジウム臭化物）

副交感神経を活性化させるアセチルコリンの働きを抑える、抗コリン剤の一つ。過敏性腸症候群の他に、胃炎や胃潰瘍にも使われる薬です。

・トランコロン（メペンゾラート臭化物）

これも抗コリン剤です。腹痛だけでなく下痢にも効果があります。ブスコパンやリン酸コデインと比べると痛み止めとしての効果は弱いのですが、継続して服用できます。

・セレキノン（トリメブチンマレイン酸）

消化管の運動機能調節剤ですが、腹痛に対しても比較的速やかに効果がある場合があります。

・抗不安薬など

電車や学校、会議といった特定の緊張場面で腹痛になる人はリーゼなどの抗不安薬が有効なことがあります。

不安障害（空間恐怖、対人恐怖）の治療

不安障害は過敏性腸症候と合併することが多いので、ここで挙げておきます。ただし過敏性腸症候群と不安障害の両方に対応する特別の治療薬はありませんし、どちらの病気を先に治療すべきかといった優先順位もありません。ですから、少しでも改善が期待できる部分から手がけるという発想が大切でしょう。

・薬物療法――不安に対してもSSRIの時代

不安障害の薬物療法は、かつては抗不安薬が主流でした。しかし抗不安薬は使っていると徐々に効果を実感できなくなり、薬の量が増え、ひいては依存症になる可能性も出るという欠点があります。そこでできるだけ長時間型タイプの抗不安薬を使うとか、短期間だけ、必要なときだけ少量使う、といった方法が推奨されています。

近年は抗不安薬に代わって、ＳＳＲＩが使用される傾向があります。もともとＳＳＲＩは抗うつ剤として販売された経緯があるのですが、不安や緊張に対する効果が確かめられ、今では不安障害の治療の主役を占めるといえるほどの薬になっています。

ＳＳＲＩの欠点として、服用を開始した直後に吐き気、眠気などの副作用が出やすいという問題があります。また効果が出始めるまで一週間から四週間程度かかり、本当に

効果を実感できるまでにはさらに時間がかかるという問題があります。

・抗不安薬——即効性という魅力がある

抗不安薬の種類は多く、医師が日常的に処方するものだけでも十種類以上あります。いずれも不安や緊張、焦燥感の軽減、不眠改善などを狙うものです。効果が持続する時間は薬によって異なり、数時間のものから一日以上続くものまであります。抗不安薬は、服用して三十分~数時間後には効果が出ることが、一週間以上かかるSSRIやSNRIにはない優れた点です。

特殊な治療法（1）——過敏性腸症候群に抗生物質

ここからはやや特殊な、評価が分かれる治療法について述べます。抗生物質は、細菌を死滅させる働きがあり、通常は肺炎などの細菌感染症に対して使われます。しかし抗生物質は私たちの腸内に棲みついている腸内細菌も殺してしまい、結果として腸内細菌のバランスを崩し、便秘や下痢、ガスなどの原因にもなる可能性があります。したがって一般的には抗生物質は腸内環境の維持のためには、好ましくない薬といえます。

ところが、この方法はあえて抗生物質を使う試みです。それというのも、過敏性腸症候群の患者さんで、小腸で異常な細菌増殖が見られるケース（P83参照）があり、その患者さんに対して、リフキシマ（リファキシミン）などの抗生物質を飲ませたら症状が改善したという報告があるため、注目されているのです。

腸内細菌が悪さをして症状が出ているなら、腸内細菌を殺して症状を改善させようという発想は一応理にかなっています。しかし今のところ、私はこの治療法を積極的に勧めようとは思いません。その一番の理由は、症状悪化に繋がるような種類の細菌が腸内にどの程度あるのか、といった検査法がまだ確立されていないためです。

したがってこの方法は、現時点では細菌感染がきっかけで過敏性腸症候群になった可能性が高い例などに限定して試みる治療法だと私は考えています。

特殊な治療法（2）——「便移植」療法

便移植（糞便微生物移植、FMT）は他人の便を移植する方法です。なかなか良くならない原因として、腸内細菌の減少や悪玉菌の増加といった腸内細菌の組成が関係する場合があります。そこで一気に腸内細菌のバランスを換えてしまう方法として、健康な人の便（腸内細菌叢）をそのまま移植するという方法が考え出されました。

便移植は偽膜性大腸炎（抗生物質を使用したため、特定の菌だけが異常繁殖する病気）や潰瘍性大腸炎、腸管型ベーチェット病などに対して、欧米では9割を超える有効性が示されたという報告もあります。

さらにこれに関連して便を直接、腸内に入れる代わりに、健康な人の腸内細菌叢をカプセルに詰めて口から飲むという試みもあり、今後これらの病気に対しては有力な治療法の一つになる可能性があります。

過敏性腸症候群に試みた研究もあります。たとえば過敏性腸症候群13例（下痢型9例、便秘型3例、混合型1例）に対して便移植を行ったところ、平均11カ月後において対象の70％で腹痛や排便習慣、消化不良、腹部膨満感などの症状が改善した、という報告があります（注f−1）。

ただし、まだ始まったばかりということもあり、過敏性腸症候群の一般的な治療となるかどうかは微妙です。現時点では保険が効かず費用がかかるといった問題もあります。またカプセルによる内服治療の試みはまだ研究段階です。

さらに、もっと大きな懸念材料があります。腸内細菌の大まかな組成は5歳ぐらいで決まってしまい、その後は大きな変化がありません。つまり腸内細菌の組成には個性のようなものがあって一人一人違うのです。

「乳製品で腸内細菌を変えよう」などの宣伝広告はありますが、それはごく僅かの変化を狙うことによって改善を期待する試みです。便移植は大幅な腸内細菌の組成の変更を一気に狙いますが、そんなことが果たして、長い目で見てその人の健康に良いことなのか、現時点では私には判断材料がありません。

したがって、便移植が過敏性腸症候群の治療として推奨できるかどうかの判断は、もう少し大規模で長期的な調査研究の結果をみてからにしたい、というのが私の今の気持です。

特殊な治療法（3）――腸内洗浄（コロンハイドロセラピー）

浣腸は中国やインド、エジプトなどの伝統医学の中で重要な位置を占めました。また19世紀のヨーロッパでは体内の毒素を取り除くという目的で腸内洗浄が広まったようです。20世紀になってこの考えは誤りとされ、あまり行われなくなりました。ところが70年ほど前、ゲルソン（Max Gerson, 1881-1959）という医師がガン治療のために食事療法とコーヒーを使った腸内洗浄を始めました。

現在、日本では腸内洗浄は胃腸クリニックや美容外科クリニックで、便秘対策や痩身などの目的で行われることが多く、下剤よりも習慣性が少ないということで定期的に行う人もいるようです。なおコーヒーではなく温水を使う施設もありますし、専用のキットを買って自宅で行う人もいます。

過敏性腸症候群の便秘型やガス型に対する治療目的で腸内洗浄を行う医療施設も日本にあるようです。ただしこの治療効果や副作用などに関する研究報告が少ないこともあり、現時点では私としては過敏性腸症候群の治療法として勧めるつもりはありません。

念のために付け加えると、一部のネットなどで、腸内洗浄で腸内細菌の組成が劇的に変わると話題になっているようですが、これには根拠がありません。それというのも腸内細菌は腸の上皮内にも入り込んでいるので、仮に大量の下剤やひどい下痢などによって腸管の腸内細菌が一掃される事態が起きても、再び増殖して以前とほぼ同様な腸内細菌の組成になるからです。同じ理由で、腸内洗浄を行うと悪玉菌を排除されて善玉菌が育ちやすい環境が整えられる、という話も根拠がないと思われます。

特殊な治療法（4）——低FODMAP（低フォドマップ）食が下痢型に良い？

本やネットでは、過敏性腸症候群の改善が期待できるとする、さまざまな食事療法が紹介されていますが、そのほとんどは根拠が乏しいものです。

ただ最近、低FODMAP（低フォドマップ）食が下痢型に有効だ、とする専門家の意見や研究報告があります。

たとえば、オーストラリアでの研究です。過敏性腸症候群患者30名と健常人8名が、一食0・5グラム未満の低FODMAP食と通常食をそれぞれ21日間ずつ食べ比べる実験をした結果、低FODMAP食では便の状態、お腹の張り、腹痛、おならのいずれも改善したとのことです（注f-2）。

また下痢型過敏性腸症候群110名を対象に、6週間の間、低FODMAP食を摂るグループと一般的な栄養アドバイスだけグループとの二群にわけて比較検討し、その結果、どちらの群でも症状の程度、腹痛、お腹の張りなどが改善したが、低FODMAP食の方がより改善したという報告もあります（注f-3）。

FODMAP（フォドマップ）食とは腸で発酵しやすい、短鎖炭水化物であるオリゴ糖、二糖類、単糖類、ポリオールを指し、次のアルファベットからなっています。

F Fermentable：発酵性
O Oligosaccharides：オリゴ糖
D Disaccharides：二糖類

Ｍ Monosaccharides：単糖類

Ａ And

Ｐ Polyols：ポリオール（多価アルコール、糖アルコール）

この中には一般的には腸内環境を整えるとされている食品も含まれています。しかし低ＦＯＤＭＡＰ食を推進する人たちは次のように考えています。すなわち「ＦＯＤＭＡＰ食は腸内細菌が腸内で異常発酵して腸運動に悪影響を与える。さらにＦＯＤＭＡＰ食は小腸内で吸収されにくく、小腸内に過剰な水分が引き込まれ、その結果、腹痛やおならなどの腹部症状や、下痢や便秘などの便通異常が起きやすくなる」と。

過敏性腸症候群の人に対して食物繊維が豊富な食物を勧める記述を本やネットで良く見かけますし、私もそう考えています。しかし低ＦＯＤＭＡＰ食を推進する人たちの立場は、繊維質を摂ること自体は間違いではないが、それには穏やかに発酵し、急激な変化をしないことが条件のようです。つまり「発酵性が高い低分子の食物繊維は、逆に過敏性腸症候群の症状を引き起こしかねない」という主張です。

ただ、たとえば高ＦＯＤＭＡＰ食の一つとして小麦が挙げられていいますが、小麦はその起源を一万五千年前に遡ることができる食べ物ですし、パンに加工されるようになってからでも五千年の歴史があります。今では小麦は米やトウモロシと並んで世界の三大主食の一つです。

小麦が過敏性腸症候群の原因になるというなら、小麦消費の多い地域では過敏性腸症候群が多いはず、という仮説が成り立ちそうです。しかしながら過敏性腸症候群の発症頻度は国や地域によって偏りはあるのですが、発生頻度と小麦消費量とは関係なさそうです。

過敏性腸症候群が腸内細菌の影響を受けやすいのは確かだと思われます。しかし「ではどんな食事がよいか」に関してはまだ議論の最中だというのが現状でしょう。このため、日本での報告を含めて肯定的な意見が十分出るまで、私としては低FODMAP食を勧めるつもりはありません。

〔高FODMAP食の例〕（注f-4）

小麦、リンゴ、スイカ、ドライフルーツ、アスパラガス、ブロッコリー、マッシュルーム、パスタ、クッキー、アイスクリーム、ヨーグルト、チーズ（soft）、枝豆、大豆など

〔低FODMAP食の例〕

米、バナナ、ブルーベリー、レモン、グレープフルーツ、人参、セロリ、かぼちゃ、じゃがいも、グルテン抜きパン、オーツ麦、豆腐、砂糖など

カウンセリングの効用

ここからはカウンセリング（精神療法、心理療法）といわれる治療法について述べます。カウンセリングは主に言葉のやり取り介して心に働きかけ、ストレス軽減などを図る治療法です。

カウンセリングは過敏性腸症候群の症状改善を直接、狙う方法ではありませんが、有効なこともあります。それというのも過敏性腸症候群の症状はストレスで変化しますし、性格や考え方などによる影響もあるからです。精神状態が安定すれば、日常生活にも好影響をもたらし、またそれが腹部症状の改善にも繋がる可能性があります。

以下に紹介する治療法（技法）はそれぞれ特徴があり、どれが優れているというわけではありません。また過敏性腸症候群の人が全員、カウンセリングが必要というわけでもありません。しかし薬物療法では改善が不十分な人や、原因としてストレスが考えられる人などには選択肢の一つになります。

精神分析療法——幼児期や対人関係に焦点

精神分析はS・フロイトの精神分析理論を基礎にした治療法です。精神分析では人の心には自分で意識化できる部分と、自分では意識化できない無意識的な部分があり、無意識的な部分に押し込められたものが誘因となって心身の症状となって現れると考えます。

そして分析者（治療者、カウンセラー）との話し合いの中で、無意識的な部分に押し込められたものを見つけ出し、意識化することによって症状や問題の改善を図ります。

精神分析は代表的な精神療法の一つで、精神分析理論を基に治療を行っているカウンセラーや医師は少なくありません。ただし、精神分析の専門家になるためには長期間のトレーニングが必要なことや、近年の脳科学の知見とは必ずしも一致しないなどの理由から、精神分析を本格的に扱う専門家は少ないのが現状です。

図表6-3　精神療法の種類と特徴

治療法	狙いと技法
精神分析	自分の言動が過去の情動体験に繋がることを解釈、指摘
来談者中心療法	何を喋っても受け入れられる環境下で自己発見
認知療法	認知の歪みを見つけて修正
行動療法	行動を阻害する要素を見つけて緩和
森田療法	自分の関心を症状から目的本位の生き方に向ける
フォーカシング	身体感覚に注目し感じ方の変化を促す

ちなみに脳科学と精神分析では無意識という言葉の定義が異なっています。脳科学では無意識とは意識化できないもの全てを指します。一方、フロイトは無意識に対して抑圧という概念を仮定して、この抑圧が原因で神経症が発症するという理論を展開しています。

脳科学の立場の人は、「抑圧する無意識というのはありえない」と精神分析を批判したり、フロイトのリビドー理論（性本能を発現させる力）などに対しても「事実と異なる」と指摘したりします。

しかしフロイト理論が全く根拠のない仮説だともいえないのです。たとえば脳科学者のラマチャンドランは、脳卒中のために右脳に損傷を受け左腕が動かなくなっている患者さんが、その事実を認めようとせず「左腕が動く」と主張するケースを詳細に観察したところ、フロイトが提唱した否認（自分の都合の悪いことを思い出せず認めない）や合理化（矛盾することに対して辻褄合わせをする）といった現象がこうした患者さんにおいて見られた、と著書、脳の中の幽霊（角川21世紀叢書）の中で述べています。

これからも分かるように、精神分析は脳科学などによって完全に否定された理論だとはいえず、少なくとも一部においては現時点でも通用する理論だと理解すべきでしょう。

ではは精神分析治療はどんなケースに役に立つのでしょうか。私は、悩みを抱えている人だけなく、どんな人でも自分の生き方を振り返り、再検討したいと考える場合には、有力な選択肢になると思っています。ただし短期間で効果を期待する人には向かないようです。

支持的精神療法（来談者中心療法）――カウンセリングの基本

支持的精神療法（来談者中心療法）という言葉自体は、耳にすることが少ないかもしれません。しかしカウンセラーの間では代表的な精神療法の一つとして知られているものです。それというのも、どんな心理技法にも来談者に対する支持的な態度は不可欠だからです。

ここでいう来談者とは相談者（受診した人、患者）のことで、この療法の基本的な考え方は「人は適切な環境さえあれば、自らの力で本当の自分を探求し、その方向に歩み出す」というものです。

カウンセラー（治療者）の役割は来談者が安心してホンネの話ができるようにすること（環境作り）です。カウンセラーは来談者の話にひたすら耳を傾け、話す内容について正しいとか間違っているという判断はしません。また悩みに対しての具体的な解決法を提案することもありません。あくまで来談者の気持ちに寄り添い、来談者が楽に話せるように援助します。

たったそれだけですが、自分の話を批判されることなく、聞いてもらえるという状況下で話ができると、どんな人でも気持が和らぐものです。またそうした場で話すことで、思わぬ発見をしたり問題の解決法が見つかることすらあります。この技法は病気の有無に関わらず悩みを抱えたときには有用です。また標準的な治療期間や回数といった制約もありません。

認知療法――認知の歪みを修正

認知療法は米国に始まり、１９８０年代後半から日本でもカウンセリングや心療内科、精神科の領域で使われ始め、今では精神療法の代表のように扱われている技法です。認知とは考え方や物事の捉え方のことです。認知には人類共通といえるものから、個人差が大きいものまであります。

認知は、同じ人でも時と場合によって変化するものですが、なかには癖や習慣のように、ある状況下で自動的に出てしまう固定した思考パターン（自動思考）というものもあります。

この自動思考のせいで、必要以上に悲観的になったり、物事をマイナスに考えたりする傾向がみられる場合、認知療法はその極端な認知（認知の歪み）に対して客観的かつ合理的に振り返るように促すことで、その歪みを修正しようとするものです。

これに関連して、もともと人には自分自身の思い込み（仮説）に合った認知や知覚に対してだけに注意を注ぎ、それ以外のものに対して無視しがちになるという傾向があります。

過敏性腸症候群の人は、症状を維持させる不適応な行動や思考を持つことも多いので、認知療法はそうした部分の修正を図ります（注f-5）。ただし過敏性腸症候群に困っているという理由だけで認知療法を試みる必要はありませんし、過敏性腸症候群に特化した認知療法を行う施設を見つけるのは難しいでしょう。

私は認知療法を積極的に治療に取り入れた経験はないのですが「自分には固定した思考パターン（自動思考）がある」とか、「自分はある事柄について極端な考え方や捉え方をしがち（認知の歪み）」といったことに気づくことは、セルフチェックという意味でも日常生活に役立つと考えています。

問題となるような思考パターンや捉え方の代表として、次のような例があります。もし自分にも当てはまるものがあるなら、自分はこういう思考パターンや捉え方があると知るだけでも、少しは客観的に物事を見ることに近づけたといえるでしょう。

全か無の思考　：少しでもうまく行かないと「ダメ」など、物事を白か黒かで捉える
過度の一般化　：一人の女性に振られただけで「全ての女性は私を嫌っている」など
心のフィルター：一つの否定的なことだけを取り出して、くよくよ考える
マイナス思考　：首尾よく事が運ぶことがあっても否定的に考えてしまう

実行を優先する治療法——行動療法、森田療法

行動療法は学習理論に基づき、行動の変容を図る治療法ですが、その中身は誰でもすでに日常生活に取り入れているような方法、たとえばまず行動してみるとか、複雑で大変に思える作業に対して楽なところから始めてハードルを上げていく、といったやり方を取り入れています。行動療法は認知療法とセットで行われることが多いので、試してみたい人は認知療法に詳しい医師やカウンセラーに相談してみてください。

一方、森田療法は森田正馬によって１９２０年代に確立された精神療法です。森田療

法は、自分自身の体調や心のあり方をコントロールしたいという願い（生の欲望）が強いために、かえって自分の調子にも悪影響を与えている例などに向いています。

こうした場合、森田療法では症状を「あるがまま」に受入れて「生の欲望」を自己の向上という目的に向けることで、結果として症状へのこだわりから遠ざかり、悪循環を脱することができるようになる、と考えます。私は、つい症状にこだわってしまうタイプの人には試す価値がある方法だと思っています。

私が行動療法や森田療法を紹介するのは、行動を通して心に働きかけるという方法が有効だと考えているからです。大半のカウンセリングは言葉のやり取りが中心になるため、とかく「考え主体」、つまり頭でっかちになってしまいがちです。悪いときは悪いことしか思い付かないという体験をした人なら分かると思いますが、考えは情報整理には役立ちますが、考え（知的理解や論理）で考え方を変えるのは簡単ではないのです。

行動療法はやってみたら出来たという体験を重視します。小さなことでも成功すると、嬉しいという気持や嬉しいとき特有の身体感覚が生まれます。また、その気持や感覚が、次の行動に対する不安を減らし自信を持って臨めるようになることに繋がります。

一方、森田療法はむしろこうした感覚をあえて無視する技法です。病気や悩み事など、気がかりなことがあると、仕事の最中でもついそのことが頭をよぎり、打ち消そうとしても頭を占領し、ひどいときは仕事を続けるのが困難になります。こんなときは意識を気がかりな事柄にではなく「いま自分が何をしなければいけないか」に気持が向かうようにすることで、結果として意識が気がかりなことに向かい過ぎる事態を避けようとするものです。

自分でできる工夫――ストレスに対して

ここからはストレス対策として、自分でもできる工夫について述べます。図表でも示しましたが、これらはストレス対策だけでなく病気治療にも役立ちます。なお森田療法も、日常的に心がけるという意味では自分でもできる工夫の一つといえます。

ここでは主にストレスを自覚し、悩むことが多い人を対象に述べます。次に述べる工夫のうち、どれが優れているというわけでもないので、自分に合うと思うものがあれば試みてください。

自律訓練法――自分でも手軽にやれる

かつては心療内科において、自律訓練法は、カウンセリングや薬物療法に並んで主要な治療法とされていた時代がありました。最近は自律訓練法を積極的に勧める心療内科医は少ないようですが、私は今でも有用だと考えています。

自律訓練法は道具が必要でない上、比較的簡単に習得でき、どこでも手軽に一人でもやれる、自分でも可能な工夫（治療）です。またユーチューブなどで学ぶことも十分可能です。

自律訓練法はドイツのシュルツが１９３２年に提唱した技法です。シュルツは催眠状態に準じた状態を自分自身で作ることで、催眠療法と変わらない治療効果があることを見つけて、自律訓練法を開発しました。自律訓練法は公式が簡潔で、弛緩への生理的流れにそって一段一段、練習を習得して行けるように体系化されています。

自律訓練法には標準公式というものがあり、背景公式と六つの公式から成っています。初心者にはこのうち背景公式、第一公式、第二公式だけでも十分でしょう。これを一日一回、五分程度の時間をかけて、寝る前や昼休みを利用して練習するとよいでしょう。

初心者は第一、第二公式だけでよいと述べましたが、時間がない場合なども第一、第二公式だけをやり、その後は消去動作に移ってもかまいません。過敏性腸症候群の人は第一、第二公式の後に三、四を飛ばして第五公式に移り、消去動作を行ってもいいでしょう。

図表6-4 自律訓練法(標準公式)

背景公式――気持ちが落ちついている
第一公式――両手足が重たい
第二公式――両手足が温かい
第三公式――心臓が静かに規則正しく打っている
第四公式――楽に呼吸している
第五公式――お腹が温かい
第六公式――額(ひたい)が気持ちよく、涼しい

ではどの程度の期間で習得できるのでしょうか？　ある大学で毎日練習した患者を対象にした調査によると、一週間以内に重感と温感を習得した人は全体の35％でした。健康な人ではもう少し早く習得できる印象があります。

自律訓練法が過敏性腸症候群に有効だとする報告はいくつもあります。実際に練習が進むと、第五公式「お腹が温かい」を行うと、お腹の辺りの温感に加えて、お腹の不快感が減り、気持も落ちつくのが分かると思います。

自律訓練法は健康な人にとっても、不安や緊張、疲労回復などに役立ちます。また、肩凝りや、寝付きが悪いタイプの不眠症にも向いています。

フォーカシング――「感じ」に焦点

仲間同士や一人でもやれる技法として、フォーカシング（焦点づけ）があります。これはシカゴ大学のジェンドリン（1926-2017）が始めたものです。ジェンドリンは心理療法（精神療法）を受けた数千人の症例から、治療が成功した例とうまくゆかなかった例を比較検討することで一つの発見をしました。それは、成功例においては治療を開始してまもない時期からクライエント（患者）が感じや感情を表現するのに対し、不首尾に終わった例では、長期間の治療を経た後でもそれを表現しないという観察結果です。

ジェンドリンはこの発見から、単なる知的な理解を促す技法に対して疑問を持ち、自分の中にある感じや感情に触れることを重視した心理技法を開発しました。それがフォーカシングです。

フォーカシングは悩みなどの「今、気がかりなこと」によって生まれる「感じ（フェルトセンス）」に注意を向けます。「感じ」とは体に生じる熱感や緊張、不快感、そして体の感覚なのか気分なのかも不明確なモヤモヤ感やムシャクシャ感といった違和感のことです。なお怒りや恐怖などの強い情動は「感じ」に含めませんが、そうした情動に伴って生じる違和感は含めます。

この「感じ」をしばらくの間、味わうような気持で注意を向けるだけでも気持ちが楽になるだけでなく、気がかりなことの（別の）意味に気づいたり、問題解決の糸口が見つかったりすることさえあります。

フォーカシングは直接、症状改善を狙うものではありませんが、日々のストレス軽減や人間関係の見直しなどに役立ちます。これという副作用もなく、しかも自分一人でも手軽に行えるという利点もあります。

代表的なやり方を図表6-5で示しましたが、この通りにやる必要はありません。ふだんから自分の今の感じや気持に触れるという習慣を持つだけでも有意義です。

「堂々巡りの悩み」への対処法

ここから述べることは、〇〇法といった正式な呼び名はないが、自分一人でもできる工夫の例です。

堂々巡りの悩みというのは、同じ問題で延々と悩んでしまうが、かといってこれという解決法も思い付かない状態です。堂々巡りの悩みに陥ると「考えないようにしよう」

と自分では思っても、いつの間にかまた同じ問題が頭を巡ります。

　そして、いつまでも悩み続けるため、結果的に自分自身に長時間のストレス負荷を強いてしまうことになります。ホルモンの節でも触れましたが、人間にはストレスに対応できる仕組みが備わっていますが、ストレスが長期間続くと日常生活に支障が出るだけでなくさまざまな病気の原因にもなります。ですから堂々巡りの悩みが長時間、続く状態は避けた方がよいのです。以下、いくつかの対処法を紹介します。

（1）カウンセリングのエッセンスを応用する

　さきほど、カウンセリング（精神療法）を紹介しましたが、この一部は自分でも応用できます。たとえば来談者中心療法（P161）は、自分の考えや気持を整理するのに向いています。こ

図表6-5　フォーカシングのやり方(アン・W・コーネル法に準拠)

(1)「今の自分をすっきりさせてくれないもの」を一つまたは複数選ぶ。
　今のからだの感じや、今日あった出来事に関してなど、何でもかまいません。
(2)フェルトセンス(felt sense)を見つける
　出来事の全体を思い出すとき、どんな感じがするかを吟味します。
(3)見出しを付ける
　フェルトセンスにぴったりした言葉を見つける作業です。
(4)　緒にいる
　悩んでいる友達の隣に座り、アドバイスをするのではなく、
　ただその友達と一緒にいてあげる、といった態度でフェルトセンスに接します。
(5)終わる

参考図書：やさしいフォーカシング(アン・W・コーネル、コスモス・ライブラリー)

の応用として、身近に信頼できる聞き上手な人に、自分が悩んでいることを思い付くまま喋れる時間を取ってもらうという方法があります。ただしその目的はアドバイスを貰うことでなく、「自分はこんなことで悩んでいるのだな」といった考えや気持の整理や確認に役だてることです。

認知療法（P162）のやり方を取り入れるなら、つい頭に浮かんだり、口走ったりする行為の中に「全か無」「過度の一般化」といった認知の歪みが潜んでいないだろうか、という点に注目します。そうすることで、自分の悩んでいる問題に対して冷静に客観的に取り組むきっかけを作ることができます。

森田療法（P164）のやり方を取り入れるなら「今、自分がすべき事柄は何なのか」を振り返りましょう。森田療法で大切なのは目的本位の生き方です。今の悩みが自分が取り組むべき課題と直接関係ないなら、その悩みはそのままに、または一旦棚上げにしておきましょう。

（2）他のことを考える。「気晴らし」など

参考になるのは、大忙しの毎日を過ごしながらも元気に活躍している人たちです。この人たちの共通点は、頭の切り換えが早いことです。それというのも当然ですが、いつまでも一つの課題だけを考えていたのでは、仕事が滞ってしまうからです。

この人たちは、目の前の課題に対して「他の方法もありそうだが、今はとりあえずこの方法でやってみよう」「〇〇さんに任せよう」「ちょっとやっかいそうだから、後でじっくり考えよう」など仕分作業ともいえる判断を短時間で行い、その後はこの課題で頭を煩わすことなく次の課題に取り組むという行動が半ば習慣化しています。次の課題に取り組むことによって、結果的に頭を切り換えているのです。

堂々巡りの悩みに陥った場合、悩み（考え）を止めようと思っても止められないという問題が生じます。こんなとき、別の課題を考えることが出来れば、少なくともその間だけは悩みから離れることができるので、自分で自分にストレスをかけ続けるという事態を避けられます。

「なんだかややこしい話だな」と思った人もいるかもしれませんが、実は誰でも実践している方法です。その方法とは気晴らし、つまり友達との雑談、ゲーム、テレビ、スポーツのことです。気晴らしは手軽にできるストレス解消法です。

悩みが深いと、気晴らし行為が終わるとまた元の悩みが頭を占領してしまいがちですが、たとえ短時間であっても悩みから離れ、悪循環にストップをかけることが出来るのです。ただし「気晴らし法」は欠点があります。それは依存（癖）の問題です。ゲーム依存、アルコール依存、過食症などの一部は、悩みの解消法としての行為がきっかけという例も少なくありません。悩み事は自分にとって大事な事柄だから悩むのです。ですからこうした「気晴らし法」はあくまで堂々巡りの悩みの一時的な解消法になっても、悩みの解決法になるとは限らない点も忘れてはいけません。

(3) 瞑想、座禅、マインドフルネス

習得するのは簡単ではないので、誰にでも向いているとは思いませんが、瞑想や坐禅は堂々巡りの悩みの対処法として有効です。悩みや考えが浮かんでもそれをそのまま流して、自分がそうした思考に囚われないようにするのが基本です。ただし、このレベルまで到達するにはそれなりの訓練が必要です。初心者はマントラ（特殊な言葉）を唱えたり、数息感といって自分の呼吸を数えたり、などの工夫をするとよいでしょう。これは「他のことを考える」という方法の応用でもあります。

マインドフルネスは、自分の意識を今のこの瞬間の現実に向け、現実をあるがままに受け止めることで、思考や感情に囚われないようにします。こうした作業により結果的に堂々巡りの悩みを遠ざけることができます。

(4)「感じ」に触れてみる

これはフォーカシングの応用です。たった今、悩んでいる人なら誰でも感じる「感じ（フェルトセンス）」に注意を向けるという方法です。マインドフルネスと似ていますが、

マインドフルネスが自分の意識を、今のこの瞬間の現実に向けるのに対して、この方法は堂々巡りの悩みが生まれているときに生じる「感じ」に向ける点が異なります。こうすることによってマインドフルネスと異なり、自分の感じを尊重した形で、堂々巡りの悩みの対処が可能になります。これから述べることは、今悩んでいない人に分かりにくいかもしれません。その場合は後日、実際に悩んだとき、改めて読み直してください。

悩んでいるときはいつの間にか喉のつまり感や胸の重苦しさといった体の違和感や、どこから発生しているのかもはっきりしない、悩んだとき特有の重苦しい気分が生まれます。こうした感覚が「感じ」です。

まず、いったん悩むのを止めてみてください。たとえ悩みが深くても、短時間だけなら止めることは不可能ではないでしょう。でも悩むのを止めてみても、悩んでいるときからあった「感じ」は消えませんね。悩みと「感じ」はセットのようになっていて悩みがあると、その悩み特有の「感じ」が生まれ、その「感じ」があると意図しなくても、いつの間にか悩みが頭を占めてしまうのです。

おまけに人は考えている状態の方が自然（通常の状態）なようにできています。つまり考えない状態を維持することが難しいため、つい無意識に考える対象を選んでしまうのです。さきほど（気晴らしなど）他のことを考える方法を勧めたのも、「考えない」でい続けることが難しいためです。

要するに、考えないようにしても「感じ」が考えを導いてしまうこと、そしてもともと人間は考えない状態を維持するのが不得意という、この二つのことがなぜ自分の意志では、堂々巡りの悩みを止めにくいのかの理由なのです。

その悪循環の脱却法を述べます。堂々巡りの悩みの最中にいるとき、悩んだままで構いませんから自分の意識（注意）を、悩む（考える）ことから、この「感じ」に移して、そのままの状態でいるように努めます。

この「感じ続ける」やり方は考えないという作業に比べると、（多少の努力は必要ですが）やり易いはずです。できればこの「感じ続ける」という作業を10分～20分持続させてください。するとその「感じ（違和感）」が変化したり、考えないように努力してもつい考えてしまうという状態が（ごく僅かかもしれませんが）緩和するはずです。また、たったこれだけの作業で悩みの解決に繋がるヒントが見つかる場合すらあります。

エピローグ　「治す」と「治る」を考える

過敏性腸症候群は原因の特定が難しい

前章までは過敏性腸症候群を「治す（治療や工夫）」ことに関連した話をしました。このエピローグでは視点を変えて「治る（治り方や健康）」ことについて考えます。なぜ「治す」と「治る」を区別するのかは後ほど説明しますが、まずはもう一度、過敏性腸症候群は機能的疾患だという話に戻りましょう。

一般的に身体の病気は器質的疾患と機能的疾患との二つに大別できます（精神疾患は別個で考えることが多い）。器質的疾患というのは感染や炎症、血管障害、変性疾患などのために細胞や組織が損傷したり変性したりする病気のことで、ガンや潰瘍、炎症など、大半の病気はこれに該当し、これらは血液検査や画像診断などで異常が確認できます。

器質的疾患に対する治療方針は、原因を特定して、それに応じた対策を取ることが基本です。今日の医学のめざましい成果も、主にこうしたやり方を重視してきたためといえます。

ところが過敏性腸症候群などの機能的疾患の場合、細胞や組織レベルでは異常が見つからない病気なので、器質的疾患と同じやり方が通用しにくいのです。ここに第6章でも挙げた図表6-1を再掲します。

改めてこの図表を見ると、過敏性腸症候群の原因とされるものは、血液検査や画像診断では見つけられない漠然としたもので、原因を特定して対処するという方法を取りにくいことが分かると思います。

ではこうした場合、どうしたらよいのでしょうか。もちろん最先端科学の成果を生かしてさらに高度な形で、原因に迫り対処するという方法もあるでしょう。

現時点で行われていることとしては、たとえば便から腸内細菌を調べることで、食事内容を工夫したりサプリメントを摂る方法があります。また心拍数や血圧、呼吸数、発汗量などのデータをリアルタイムで解析する携帯式モニターを参考に症状を減らす試みもあるようですし、将来はもっと優れた装置が開発

図表 6-1 過敏性腸症候群の原因（腸自身を除く）

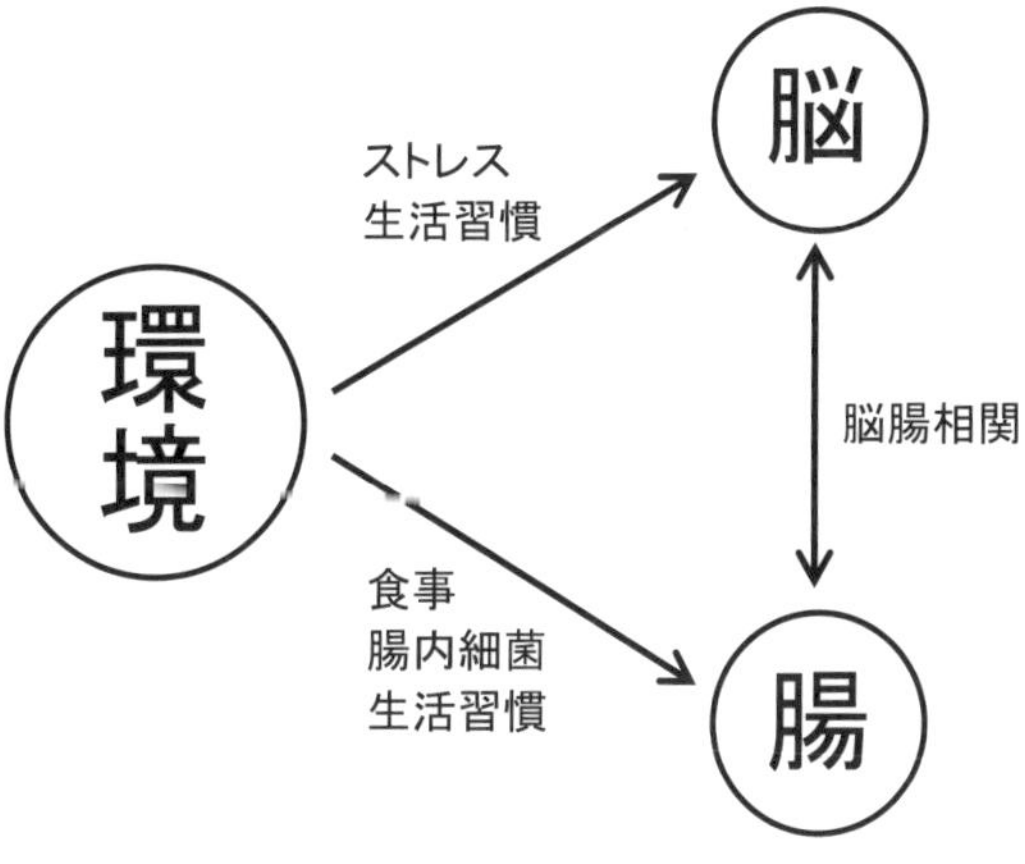

されるでしょう。

しかしここでは、視点を変えて生体全体をより良くする方法、つまりどうやったら健康に近づくかという発想から検討してみます。それというのも、異常をきたす病理学的な原因を見つけて対処するという「治す」方法には欠点があります。それは必然的に最終目標が特定の欠損（問題点）を補う、あるいは病気をする前の、元の状態に近づけるだけになってしまうという欠点です。

これに対してどうやったら健康に近づくかという発想からの検討は、心と体の全体の状態を改善させ、本来のあるべき姿、自分らしい生き方に近づけることを可能にします（これが何を指すかは後で触れます）。そうすることで、結果的にそれに付随する形で、病的な部分も本来のあるべき姿に近づくことが期待できる、というわけです。

なんだかややこしい話だな、と思う人は、日常的に体験する疲労や風邪の場合で考えてみてください。疲労や風邪のとき、疲労物質や風邪ウイルスを特定して治療するという方法もあるかもしれませんが、通常はそこまでしなくても休養するだけでも回復します。体調不良のときに休養するという行為は、人間を含めて全ての動物が採用している「治る」や健康に近づく方法です。これと同じ発想で考えてみようという趣旨です。

もちろんですが、私は効果がある治療や工夫があれば、試みた方がよいと考えます。

しかしその一方で、（原因追求の他に）人間本来の健康な生き方に近づく努力もした方がよいとも考えています。このエピローグはこうした意図で書いています。

何を食べたらいいのか（1）――健康でも過敏性腸症候群でも食べるべき物は同じ？

健康が話題になると、何を食べたらいいのかというテーマの議論になることがあります。また実際、病気になると食事療法を勧められることがよくあるので、まずは食事から考えましょう。

腎臓病ではタンパクや塩分、カリウムなどの制限食、そして心臓病なら脂肪や塩分などの制限食を勧められます。しかしこれらは健康的な人にとっても望ましい食事というわけではありません。では過敏性腸症候群の場合はどうでしょうか？　この本では腸内細菌のエサにもなる繊維質が豊富な食べ物などを勧めました。ところがこれは、健康な人にとっても望ましい食事です。

腎臓病や心臓病のための食事は健康な人向けとはいえないのに、過敏件腸症候群の食事は健康な人にとっても望ましい食事だということです。なぜこんなことになるのでしょうか？　この理由も過敏性腸症候群が器質的疾患ではなく機能的疾患だからです。

この他に、腸が担っている役割のためという理由もあります。腸は食べ物を栄養分に変換して不要物は排泄するという、生体にとって最も重要な役割をしています。この作業がちゃんとできるかどうかは健康に直結します。ですから過敏性腸症候群の改善のための食事と、健康になる食事が同じでも不思議はないのです。

この話は生活全般についてもいえます。たとえば過敏性腸症候群のために特別な生活指導をする、といった話はあまり聞きません。もちろん規則正しい生活をするといったアドバイスはありますが、これも健康になるためのアドバイスと変わりません。さらに腸と脳との望ましい関係を作る、ストレスを溜めない生活といった話も、どの人にも当てはまる対処法です。なんだかややこしい話になりましたが、要するに腸にとってよいこととは、健康のためにもよいことなのです。

何を食べたらいいのか（2）――肉や小麦は良くない？

過敏性腸症候群には肉や小麦が良くないという意見もあります。私はこうした意見は、過敏性腸症候群の一部の人に対してのみ当てはまる話だと考えています。

たとえば本書で何度か紹介した「過敏性腸症候群診断ガイドライン２０１４」には世界各国の過敏性腸症候群の有病率の違いが図示されています。それによると次のようです。

高い国（20％以上）：アイスランド、クロアチア、ギリシャ、ナイジェリア、ペルー

低い国（5％未満）：フランス、ベルギー、オランダ、イラン

私が調べた範囲ではこれらの国の有病率と、国民一人当たりの肉や小麦、米の消費量との因果関係はなさそうなのです。

過敏性腸症候群に限らず、食べ物と病気や寿命との関係を調べる研究は少なくないのですが、明快な結論が得られることはあまりないようです。たとえばジョージア（グルジア）のコーカサス地方の人は長寿で、その理由はヨーグルトの一種、ケフィアを食べているからだとか、沖縄に長寿の人が多いのはブタ肉を食べるからだという説も一時は話題になりました。しかしその後の調査では長寿地域とも呼べないという結論になりました。

ある地域で長寿や過敏性腸症候群の人が多いからといって、その原因を食べ物だけに求めるのも無理がありそうです。

何を食べたらいいのか（3）——推薦できる健康食品はあるのか

何を食べたらいいのかに関連して話題になるものとして健康食品があります。健康食品は図表エ-1のように大別できます。このうち国が効果や安全性を直接審査しているものはトクホだけです。トクホにはどんな食品があり、どんな効用が期待できるかについては国立健康・栄養研究所のHP（注g-1）などで公表されています。

ただし、審査を受けて承認されているからといって、効用が期待できるとは言いきれないようです。国立健康・栄養研究所のHPを見ればわかりますが、機能性食品やトクホの基準型といわれるものは「効用があるとされる特定の成分が含まれている」というだけのもので、有効性を示す直接的なデータがなくても認可されることが分かります。

もちろんトクホの一部には、実際にそれを食べて、その前

図表エ-1　保健機能食品の特徴比較

保健機能食品の分類	対象となる食品	届出や承認	その他の特徴
特定保健用食品（トクホ）	健康に役立つ根拠を提示した食品	必要	トクホであることを示すマークがある
栄養機能食品	ビタミン、ミネラルなどを基準量含む食品	不要	国が定めた表現で表示
機能性表示食品		企業が根拠を示し届出	企業の責任で機能性を表示
特別用途食品	（乳幼児や妊婦、病人）	必要	
その他の健康食品		不要	効能は表示できない

後を比較したデータが示されている食品もありますが、そのほとんどはサンプル数が不十分と思われる例です。

ただし、ここで私が指摘したいのは、国が定めた健康食品の選定方法や効果が疑問だ、という点ではありません。こうした健康食品が、特定の数値や症状の改善を狙ったもので、別に「健康」になることを意図した食品ではない、ということです。

健康食品を含め、食べ物から健康に良い食事や食品を見つけるのはとても困難な作業だと私は思っています。

健康とはどんな状態なのか

ところで「健康」とはどんな状態なのでしょうか？　世界保健機関（ＷＨＯ）は、健康を「ただ疾病や病弱がないだけでなく、肉体的、精神的ならびに社会的に完全に快適な状態であること」と定義しています。

この定義を見て、皆さんはどんな人を健康な人としてイメージしますか？　病気がないだけでなく、ちゃんと体の管理ができていて、ストレス解消法も上手く、そして社会的にも活躍している人でしょうか。しかしこんな人が仮にいるとしても、それはほんの一握りでしょう。

私を含めて大多数の人は、体の管理が不十分で、ストレス解消が下手で、社会的に活躍しているとはいいにくいのではないでしょうか。となると「健康」になることはとても難しそうですが、実際そうなのでしょうか？

まず、どんな姿を健康と呼ぶべきかが不明確だと話が前に進みません。そこで私はこんなふうに考えてみました。

進化は、結果的に環境にぴったり合う生き物を作ってきたと考えられます。これは神様が創造した生き物は完璧だという主張ではありません。仮に環境に順応していない生き物が地球上に誕生したとしても、その生き物はきびしい生存競争に生き残れなかったはずなので、結果としてこの地球には環境にぴったり合う生き物ばかりが生き残っている、という意味です。

また、それぞれの生き物の生き方も、環境に最も適したものになっていると考えられます。たとえば単細胞動物のゾウリムシは、自分が育った環境と同じ温度に向かう習性があります。自分が育った環境は、少なくともそこでは外敵や栄養不良のために死ぬことがなかった場所なので、他の馴染みのない場所よりは生き延びる可能性が高いことになります。こうした習性を持つことは、ゾウリムシにとって生き残りや種の繁栄のためには賢明な選択でしょうし、こうした行動様式はゾウリムシ本来の生き方といえるでしょう。

私は、健康な生活というのは、こうした種本来の生き方をすることだと思います。私たちヒトはホモサピエンスとして約20万年の歴史があり、その祖先であるホモ属にまで遡ると約250万年の歴史があります。進化はごくゆっくり進むので、当時のヒトと現在の私たちとは、脳を含めてさほど変わりはないとされています。

もし250万年もの間、ずっと続いた生活スタイルがあるとしたら、それは環境にぴったりしたヒト本来の生き方だと考えても誤りではないでしょう。

どんな食べ物や生活が良いのかといった問題で悩むのは人間だけです。自然の環境下で暮す動物は、そんなことに悩まずちゃんと本来の生き方をしています。そしてその状態は原則として肉体的、精神的ならびに社会的に完全に快適な状態のはずなのです。

ですから本当は「何を食べたらいいのか」などと悩まなくても身近に手に入るものを食べていればそれで十分なはずです。つまり私たち現代人は自分が暮らす環境とは無関係に、さまざまな食べ物が手に入るため、かえって悩んでいる、ということになるでしょう。

料理長、腸さんの毎日（5）――狩猟採集民の食生活

（P73より）忙しいランチの時間が終わり、腸さんが一息ついていると、口さんがひょっこり調理場にやってきました。

「腸さん、これお土産です。この前、縄文時代の遺跡を見学に行ったとき、買ったドングリのパイです。食べてください」

「ほう、結構うまいな。あく抜き処理はちゃんと出来ているし、風味も悪くない。それにしても当時の人たちは毎日、何を主食にしていたのかな。たしか縄文時代って、狩猟採集の時代だろ？　毎日イノシシや熊の肉ばかり食べていたのかな」

「そうでもないみたいです。もともと日本には大型動物があまりいないので、主に野山で採集した植物を食べていたようです。世界的にみても狩猟民族はどこも植物採集が中心の生活です。ただし採取する植物の種類は多彩で、これに加えて肉や魚もあったので、食事としてはバランスが良かったみたいです。

　私は遺跡を見学しながら『当時はどうやって食材を仕入れたのかな』って想像してみました。まさか業者がいたわけではないでしょうから、食材が多種類だったということは、しょっちゅういろんな野山に出かけたのでしょうね。それも仲間と連れ立って、わ

いわいやりながらでしょうから結構、楽しかったのではないかと想像します。

それに引き換え今の私は毎日やることが同じですし、仕事仲間といっても気持はばらばら。おまけに権限なんて無きに等しいのに、何かあると責任を取らされる。それで、つい『自分は本当はどうしたいのかな』などと考えてしまったです。

そんなとき、思い出したのは昔、腸さんとよく食べ物を探しに出かけたころです。ずいぶん歩いてやっと見つかり、二人で大喜びしたこともしょっちゅうでしたね。選ぶのが大変なほどいろんな食材が街に溢れている今とは大違いですね。それで腸さんは本当は何がしたいのか聞きたくなったのです」

「そうか。言われてみれば、昔はどうやったら口さんが仕入れてくれた食材を無駄なく、そして食べやすく調理できるかを必死で考えていたよ。またそれが俺も楽しかった。

今じゃあ、食べやすい物しか調理場には搬入されないので、そんなことで悩む必要がなくなった。だから、逆に自分の舌で確認しないで食材を調理するなんて、バカなことをもやらかしたんだ。

それに、そうだな〜。昔はちょっと珍しい野菜や甘い物を添えると、それでお客が喜んでくれた。でもこれだけ食材が豊富になると、ちょっとやそっとではお客は喜ばない。おまけにお客は流行や評判、見た目に敏感になった。敏感というより、翻弄されていると言った方が良いくらいだ。それにどんどん迎合してるのが今のこの店のやり方さ。

でもな、俺の眼は節穴じゃあない。お客を喜ばすために、目先の変わった食材を無理して仕入れる代わりに、目立たないところでコスト削減をしているぐらいは知っているさ。そんな無理をしているから、脳さんはいつもピリピリしていて、俺たちにも些細なことまで口出ししてくる。

これじゃあお客を騙しているようなものさ。そんな目先のことに振り回されないで、もっと身近に手に入る食材でいいから、素材を十分生かした料理にしたい、とはいつも考えている。お客によっては物足りないと思うかもしれない。でも何度も食べているうちに、どんどん美味しく感じるようになる、そんな料理さ」

「腸さん、その意見に大賛成です！　以前から、私も今のやり方はおかしいと思っていたのです。腸さん、本当にお客のためになる料理を作ってください。私にできることはなんでもやります」

「そうか。そこまで言ってくれるのか。ありがとう。ならいっそのこと、脳のヤツを追い出すか、それがだめならまた二人でやらないか。流行に振り回されないで、本当に美味しい料理を作ろう。今ほどお客は来ないかもしれないけど、俺たちのことを分かってくれるお客を相手にしよう」

「そ、そうですね～。腸さん、趣旨には賛成ですけど、私にも生活というものがあるのです。今すぐはちょっとね～」

「なんだ。もう尻込みか。お前さんはホントに口だけだな」

「そんなふうに言わないでください。スタッフもここまで増えているのですよ。腸さんと私が良くても、他の人たちの生活はどうなるのですか。

それに私にもプライドというものがあります。口だけだなんて言われたら心外ですので、一応反論させてもらいますよ。腸さんは『身近に手に入る食材』とおっしゃいますけど、何のことですか？　近所のスーパーで手に入るという意味ですか。地元の物は種類が少ないし、だいいち高いということを知らないのですか。今では身近に手に入る食材というのはたいてい外国産なんですよ。

それにお客さんが求める味だって昔とは大きく変わっているのですよ。それを認めないことには、私たちは生き残れないのです。

腸さん、現実を見てくださいよ。そして、この現実を踏まえた上で、腸さんらしい料理を作ってください。もちろん私も協力します。また脳さんだって、頭のいい人ですから腸さんが活躍できるようにきっと考えてくれますよ。このまま一緒にやりましょうよ。なんたって脳さんも私たちも一心同体なんですから」

「一心同体か。それを言われると弱いな。たしかに今更、この店を閉めるというわけにもいけないしな。そうだな〜。俺ももう少しここで頑張ってみるかな」

私たちは何を食べてきたか

ヒトを含めて、ほとんどの動物は身近に手に入る食材を摂取してきました。これは考えたら当たり前のことです。仮に身近に食べ物があるのにわざわざ遠くまで食べ物を探し求めるという無駄な動きをする動物がいたとしたら、その動物はきびしい生存競争に生き残れるとは思いません。生き残れたのは、食べ物を含めて自分を取り巻く環境を最大限、有効利用したからです。これは別の表現をするなら、全ての生物は、食べ物を含めた生活が、今暮している環境に合うように（仕組みとして）できている、と言ってもよいでしょう。

私たちヒトもそのように作られているはずです。では私たちの祖先は何を食べてきたのでしょうか。

約250万年前に誕生した、私たちの祖先、ホモ属の場合、そのころ地球では大規模な気候変動があり、密林が減少して草原のサバンナとなり草食動物が増えました。食べ物としていた果実が激減したため、ホモ属はこれまでの樹上生活を捨てて疎林や草原に出て、狩猟や採集をして暮らすようになったのです。これが私たちが他の類人猿と異なる食生活となった最初の大きな変化です。

もっとも樹上生活を捨てて草原に出て、狩猟や採集をして暮らすようになったと表現すると、私たちの祖先が積極的に環境を選んだような響きがありますが、実際は、そういう生活様式を選んだので生き残り、それが私たちの祖先だと表現するのが正しいのでしょう。

この時点での変化は、他の動物との競合を避け、かつ食べ物が手に入りやすい環境を（やむなく）選ぶというもので、環境に手を加えたわけではありません。

ところが1～2万年前（日本では約3000年前）の大きな変化は、これまでとは全く異なるものでした。それが農耕生活、すなわち環境を積極的に活用して（手を加えて）食料を生産するという変化です。

そして19世紀半ばから始まる産業革命の時期に、三度目の大きな変化がありました。その結果、今では狩猟採集も農耕をもしなくても、食べ物で溢れる生活が可能になっています。

長寿を誇る私たち

環境に適応するということが、子孫を増やすことを意味するのなら、私たちヒトはとてもうまく適応しています。なにしろ狩猟採集から農耕に移行した1万2000年前の世界人口は500万人だったのが、5500年前は1000万人、そして産業革命頃は7億2000万人、それが2019年には77億人へと急増しています（注g-2）。これは家畜やペットを除いた大型動物がおしなべて減少または絶滅したのに比べて驚異的といえます。

ところで進化論的な見方によると生物は、子孫を増やすようには適応しているが、長生きになるようには適応していないようです。たとえばゴキブリは8億年前に地球上に現れたようですが、寿命はたいして延びていません。

とはいえ、私たちは健康かどうかの基準として、私たちは「長生き」を物差しにする傾向があるので、とりあえず寿命について考えましょう。

私たちは時代と伴に徐々に長寿になったわけではありません。狩猟採集と農耕の時代とを平均寿命で比較すると、狩猟採集時代は15-20歳、農耕時代は20歳台だとする説もある一方、狩猟採集は30-40歳、農耕は約20-30歳で、農耕時代の方が寿命が短命だったという説もありはっきりしません。平均寿命が延びはじめたのは産業革命の少し前からで、そしてごく最近、急速に延びています。

平均寿命の変化に関して言うと、三つの時期では主な死因の違いがあります。狩猟採集の時代は、外傷による死亡が多かったようです。農耕時代になると感染症での死亡が増えました。その原因は人々が密集して暮らすようになったためです。狩猟採集時代には一つの集落は30人から150人程度の規模でしかも他の集落とは離れていました。ところが農耕時代になると数百人以上の集落となり、しかも耕作適地には限りがあるため近隣に集落がいくつもできました。このためヒトや家畜を介する天然痘やポリオ、ペストといった感染症（疫病）が蔓延しやすくなったのです（注g-3）。ちなみに農耕時代の三大死因は、感染症に加えて飢餓と戦争です。

平均寿命が産業革命（18世紀後半-19世紀）前頃から急に延び始めた大きな理由は、公衆衛生や食料事情の改善に伴い、乳幼児死亡率が減少したためです。なにしろ、乳児死亡率は産業革命以前では約30%だったのが、1900年ごろには15-20%に減少し、今では1%未満と激減しています。

ペストなどの疫病対策として病人と接触しないといった対策は既に15世紀にはヨーロッパなどの一部で行われていたのですが、この頃からさらに適切な対応が可能になったことも死亡率の減少に寄与しているようです。なお、抗生物質のペニシリンが発売されたのはずっと後の1942年なので、薬が寿命の延びに一番貢献したわけではありません。

これらのデータを基に、現代は狩猟採集や農耕の時代に比べて飛躍的に寿命が延びているのだから、あえて狩猟採集時代の生活や食事を振り返る必要はないだろうという意見も出そうです。

ミスマッチ病と狩猟採集民の食事

しかしそうとも言えないのです。たしかに現代は外傷や感染症での死亡は減ったのですが、代わりにいわゆる成人病が増えているからです。D・E・リバーマンは、人体600万年史（早川書房）のなかでミスマッチ病という言葉を使って説明しています。ミスマッチ病とは環境と私たちの間で生じる不適応、ミスマッチによって引き起こされる病気という意味です。

たとえば肥満や2型糖尿病がそれです。私たちヒトは飢餓に備えて糖類などのエネルギー価の高い食物を欲しがり、また余分なカロリーや脂肪を体内に効率よく蓄積する仕組み（遺伝子）を持っています。ところが高カロリー食を豊富に摂取できる現代では、このことがアダになり肥満や糖尿病、高脂血症に悩むことになりました。

またもともと塩は簡単には手に入らない物だったため、私たちは塩分をほしがるようにできています。しかし塩が簡単に手に入るようになると、高血圧や動脈硬化に悩むことになります。同様な理由で、骨粗しょう症や虫歯、近視、そして不安障害やうつ病、過敏性腸症候群などもミスマッチ病だとリバーマンは主張しています。

つまり当時は理に適っていた体の仕組みが、現代にはむしろ不都合になっているということです。では旧石器時代の狩猟採集民はどんな食事をしていたのでしょうか。これを検討してみましょう。

旧石器時代の狩猟採集民といっても約250万年前から農耕の始まる1～2万年前まで、ずっと同じ食生活をしていたわけではなく、また地域差も大きいようですが、次に述べる点が私たちの食べ物と異なります。

（1）繊維質の摂取が多い：量だけでなく、摂取する植物の種類も多かった。

（2）塩分摂取が極端に少ない：現代の日本人が一日9・6グラムに対して、狩猟採集民は1・8グラムだとする報告もあります（注g-4）。

（3）低脂肪：家畜と違い、野生動物は一般的に低脂肪です。

（4）その他：純粋に甘い物というと果物かハチミツぐらい。精製された炭水化物を摂ることもなかった。

以上、一言でいうと、高緯度地方を除いた大半の地域において、狩猟による肉よりも採集による植物が主体だったということです。これに加えて地域によって食べるものが大幅に違うことや、動物や昆虫を一切食べない民族の報告例は無いことも注目すべきでしょう。ちなみに私たちの祖先が日本列島に移住したのは3～4万年前ですが、肉食中心の時代は無かったようです。

パレオダイエット。現代の食品に対する懸念

私たちの食べ物は、約250万年続いた狩猟採集時代（旧石器時代）、1～2万年間続いた農耕時代、そして産業革命から現在に続く200年間、という三度の大きな変化をしたという話をしました。

生物の進化というものは、ごくゆっくり進むので、産業革命はもちろん農耕時代の1～2万年でも進化の洗礼を受けるのには短過ぎます（ごく一部の遺伝子は農耕時代以降にも変化しています）。そこで「私たちヒトは狩猟採集民として生きるように適応してい

て、決して農民やサラリーマンになるように適応しているわけではない。食生活についても同じことがいえる」という仮説が生まれます。

この考え方から生れたのがパレオダイエット（旧石器時代ダイエット Paleolithic diet）です。これは１９７５年、消化器病の専門医、Ｗ・Ｌ・ヴォーグトリンが提唱したものです。その後、注目を浴び２０１４年にはパレオ（paleo）という言葉が、グーグルで最も多く検索された食関連用語になるほどのブームとなりました（注g-5）。

農耕が始まると、私たちの祖先は米や小麦、トウモロコシなどの穀物中心の食生活となり、また牧畜も始まり乳製品や豚や牛なども食べるようになりました。パレオダイエットではこうした食事を避け、かつての狩猟採集民がそうしたように魚や小動物、昆虫、卵、野菜、ナッツ類を中心とし、また原則的に自然界からは容易に入手できない食塩や砂糖、加工油も避けます。

ただし穀物を避けるパレオダイエットの主張には、科学的な根

図表エ-2　現代人の食事

加工食品（ファーストフードなど）	食品加工の加熱で出来る終末糖化産物(AGEs)は老化促進や代謝障害、インスリン抵抗性などの誘因になる可能性あり
果糖(フルクトース)	果物や砂糖(果糖＋ブドウ糖)などの形で摂取するブドウ糖と比べ、脂肪として体内に蓄えられやすい
飽和脂肪酸、塩分	私たちは狩猟民族より肉や塩分の摂取量が多く、飽和脂肪酸の増加や塩分摂取による弊害を来しやすい

拠があるわけではないようです。私も狩猟採集時代にあまり食べなかったという理由だけで、穀物を避ける必要はないと考えています。むしろ、狩猟民族採集民の食べ物が地域によって大きく異なるという事実は、私たちが多様な食べ物に対応可能な動物であることを示していると考えています。

とはいえ最近の食生活の変化はあまりにも急速です。なにしろ狩猟採集民としての生活は約10万世代、続きました。農業に依存する生活は500～1000世代です。これに対してファースト・フードで代表される現代の食生活は僅か2世代です。特に狩猟採集や農耕の時代には無かった図表エ-2に示したような食品や食環境は気がかりです。

働き過ぎの私たち。ヒトは動くようにできている

狩猟採取の時代なら理に適っていた仕組みが、現代にはむしろ不都合になっているという問題は、食べ物以外にもあると考えた方がよいでしょう。たとえば通常、食べることとは直接的な食行為の他に、採集や労働といった食べ物を得るための行為を伴います。つまり現代とは異なり、食に関する行為と日々の暮しが一体なのが本来の姿なのです。ここで狩猟採集の人たちの暮しを振り返ってみましょう。

ハラリ著、サピエンス全史（河出書房新社）によると、現代の豊かな社会の人々の労働時間は週平均40－45時間。発展途上の人々は60－80時間です。これに対して現代の過酷な環境の狩猟民族でも35－45時間です。私たちの場合、労働時間の他に通勤時間が加わるのが普通ですから、狩猟民族よりもずいぶん働いていることになります。私たちは働き過ぎなのかもしれません。

今度は旧石器時代人と現代人との歩く歩数を比較しましょう。図表エ－3によると現代人の歩数は旧石器時代人の半分というわけです。ちなみに運動は、寿命の長さと関係するようです。たとえばスウェーデンの一卵性双生児（13109人）を対象に、質問によって身体活動レベルを低中高に分けて、低グループを1とした報告によると、図表エ－4のような死亡率の違いがありました。

このデータは、運動することで死亡率が下がることを示すものです。これらは私たちは動いたり歩いたりするようにできていることの傍証になるでしょう。

図表エ－3　一日当たりの歩数〕

	男	女
旧石器時代人	13200－21120歩	10560歩
現代米国人(2010)	5340歩	4912歩
現代日本人(2016)	6984歩	6029歩

図表エ－4　身体活動レベルの死亡率(注g－6)

	低	中	高
男	1	0.84	0.64
女	1	0.85	0.34

ところで統計的な資料がないので、私の印象で話しますと、過敏性腸症候群の人はあまり歩いたり運動したりしない傾向があります。ただし「では運動しないと過敏性腸症候群になりやすいのか」と尋ねられると私にはわかりません。それというのも、トイレに困るので運動しにくいといった可能性、つまり運動しないことは過敏性腸症候群の原因ではなく結果だという可能性などもあるからです。

ヒトは群れて生きる動物

狩猟採集も農耕も、一人でやるよりも協力し合った方が効率的です。そのせいか、どの時代においても規模の違いはありますが、私たちは家族を中心とした集団で暮らしてきました。このため「ヒトは群れて生きる動物だ」と表現する研究者もいるようです。次に示す、死別や離別の研究結果はそのことと矛盾しないデータといえるでしょう。

たとえば米国・ロチェスター工科大学の研究（2012年）では、妻を亡くした男性は平均よりも早死にする可能性が30％高いとの結果が出ています。

また国立社会保障・人口問題研究所の資料によると、60～64歳の男性の平均余命（残りの寿命）は図表エ-5のようです。これによると男性の場合、調査時点で配偶者がある人と比べると、配偶者との死別があると2・27年、離別があると6・39年、それぞれ平均余命が短くなります。女性の場合は男性ほどではありませんが、やはり死別や離別で余命が短くなっています。

もっともこのデータだけでは、パートナーとの離別や死別があると寿命が縮まると主張はできても、私たちが群れて生きる動物だと主張する根拠としては弱いと反論する人もいそうです。そこで資料としては少し古いのですが、死別の影響を家族単位で調べた調査があるので見てみましょう。

栃木県内の、ある保健所管内で7年間（1976〜1982）の間に死亡した5519人を対象に、家族の続柄や世帯数などを含めて、死別の影響を調べた研究です。それによるとパートナーが死亡することで独居となった老人世帯だと、期待値と比べて平均余命が1・1年の短縮、親子世帯だと0・8年の短縮、老人親子三代世帯では0・4年の短縮という結果でした。つまり家族が多いほどパートナーの死別による影響が軽くなるという結果です（注g-7）。

狩猟採集の時代は、狩りや子育ては共同でした。また狩り

図表エ-5　64歳男女の平均余命（歳）

分類	男性	女性
独身	14.53	19.68
配偶者あり	20.86	26.52
配偶者と死別	18.59	25.11
配偶者と離別	14.47	22.75

注 石川 晃:人口問題研究 55:35-60,1999

での収穫は狩りに関わった全員で分配されたようです。さらに病気で働けなくなったときは、集落のメンバーが生活を支えることもあったようで実際、先天的な身体の障害のために働けなかったと思われる高年齢の人の骨も見つかっています。

現代の私たちの生活も共同作業によって成り立ってはいます。たとえば会社での仕事は共同作業といえます。しかしその実態は、役割分の労賃をそれぞれが貰うだけの関係で、仕事内容と無関係に賃金を配分するという発想はありません。また子育てや病気に対しては保育園や学校、病院などが用意されていますが「困ったときはお互いさま」あるいは「分かち合い」といった、共同体（コミューン）的な役割は期待薄です。なにしろ狩猟採集民においては、自分が接する人達のほとんどは何らかの血縁関係があります。これに対して、私たちはその日に目にする大半の人が「赤の他人」という現状では望むべくもありませんが……。

ところで日本での平均世帯数は１９５３年時点では5・0人でした。今、紹介した栃木県での離別死別の調査が行われた頃（１９８０年）でも3・4人です。これに対して現在（２０１７年）では2・3人で、一人暮らしも全世帯中の35％を占めます。こうした急速な孤立化の現象は、ここ数十年で先進国化した国々ではむしろ普通の傾向で、今や、私たちは群れて生きる動物だとはいえないのが実情です。

さらに家族内においても、かつてのような運命共同体という様相は薄くなっています。これは私たちヒトが経験したことがない現象です。これでは物質的には豊かになっても、一人が抱える悩みが増え、人間関係にもかつてないほど神経を使う必要が出てしまいます。

もし群れて生きるのが私たちの本来の姿なら、私たちは健康からは遠ざかる生き方を選んでいることになります。ただ、仮に狩猟採集民の生き方が健康的でストレスが少ないとしても、残念ながら私たちは、元のような生活には戻れないのも確かです。こうした現状において、どんな人間関係が望ましいのかは私にも分かりませんが、「人は群れで生きるのが本来の姿なのだ」という意識は持ち続けたいものです。

身体感覚を活用する——動物は自分で病気を治す

病気になったとき、私たちの祖先はどうしてきたのでしょうか。旧石器時代とか狩猟採集の人々というと、何となく病気に対してはなす術もない無力な存在だと思いがちですが、そうでもないのです。

なにしろチンパンジーでも、寄生虫に感染してお腹の不快を感じているときには三種類の行動を取るようです。それは①薬用化合物を含む苦い樹木の髄を噛む、②毛の多い葉を飲み込み、寄生虫を葉に引っかけて駆除する、③抗菌作用がある微生物や土を食べる、という対策です（注g-8）。犬やネコにおいても、ペットフードが今ほど普及していなかった頃は、散歩の際などに野草や土を食べる姿をしばしば見かけました。

どうやら一部の動物は不足している栄養素が自分で分かるようです。たとえばヘラジカ（オオジカ）は角が生えるときに大量のカルシウムが必要ですが、この時期にはカルシウムが豊富な土を食べます。カルシウムが豊富な土がないときには、仲間のシカが落とした生え替わり前の古い角をかじってカルシウムを摂取するそうです。

そのメカニズムは体内のある栄養素の量が減ると体内センサーによって欠乏が検出され、それが引き金になってその栄養素を探す。栄養素を見つけて食べると体内濃度が正常になり探索行動が抑制される、ということのようです（注g-8）。

もちろん動物自身は自分にはどんな栄養素が不足しているのかとか、病気の原因は何かなどと考えて行動するのではないでしょう。不快感や痛みなど、体に違和感が生じると、その解消に繋がると感じる臭いや味覚がある物を食べたりこんな症状のときあの草を食べると改善したといった過去の経験に基づく記憶によって行動しているのだと思われます。

これに似た現象は人間にもあります。たとえば妊娠初期の女性は、酸っぱい物が欲しくなるとよく言われます。実際は必ずしも酸っぱい物とは限らず、甘い物だったりするようですが。その理由は諸説あり定かではありませんが、少なくとも妊娠初期には普段は経験しない身体感覚が生まれ、その身体感覚は特定の食べ物をほしがる行為に繋がっているとはいえるでしょう。

つまり「症状や違和感」と「治療や対処法」とが繋がっているのです。旧石器時代の人たちも、はじめは動物と同じように体調不良に伴って生じる身体感覚に基づいて草や土を求めたのでしょう。やがてこうした作業を専門的に扱う人（シャーマン、医師）が現れ、体系化されていわゆる伝統医学が生まれたのでしょう。

一方、西洋医学は19世紀になると、顕微鏡の発明などを機に病気を科学的に捉えるようになり、輝かしい成果を収めてきました。その一方で身体感覚（症状や身体の違和感）が診断や治療に活用されることは減りました。しかし体の症状や何となく感じる違和感といった身体感覚は、ときには最先端の検査機器よりも鋭敏なシグナルとなります。それだけでなく本来、身体感覚と行動は一体化しているはずです（これはゾウリムシが温度を求めて行動するのと似た機序です）。このように身体の違和感は、それ自体が望ましい対処法を誘導し、またストレス軽減にも役立つことも忘れるべきではないでしょう。

私たちはどうあるべきか——心と体はたいして進化していない

旧石器時代の狩猟採取民における、食べることや動くこと、群れること、感じることなどの話は「これが健康生活と関係する」と言われても、ありきたり過ぎて興味が持てなかった人もいるでしょう。しかし私は健康な生活とは特殊な食事や生き方ではなく、当たり前過ぎるぐらいの行為なのだと考えています。そしてここに述べた他にも、大事であっても気づきにくい健康に繋がる生活習慣が沢山あると思っています。

なお、旧石器時代人の考え方やストレスの対処法も参考になるかもしれませんが、それをうかがい知る資料がほとんどないのでここでは議論しません。ただ一つ言えることは、脳は当時と余り変わらないままなのに、私たちは今まで人類が経験したことがないような脳の使い方を強いられているという事実です。

私たちは約250万年前に遡れる祖先の遺伝子を受け継いで生きています。この間、ヒトが続けてきた生き方は、現代の私たちの心と体の中にしっかり根付き、馴染んでいるはずです。そして、その馴染んだ生き方と急激に変化する環境の狭間で、悩んだり戸惑ったりしているのが、今現在の私たちなのでしょう。そして過敏性腸症候群はそうした変化の産物といえるのかもしれません。

「何を食べたらいいのか」とか「どう生きたらいいのか」「今ある心身の症状や違和感をどうすればいいのか」などを迷ったときは、医師や栄養士といった専門家に任せてしまうのではなく、当時の人たちの生きざまを振り返り、本来はどうだったのかといった発想で今の自分と照らし合わせることは、生き方の道しるべとして、また治ることや健康にも役立つと私は考えています。

おわりに

じつのところ、私は過敏性腸症候群を特別専門にしてきたわけではありません。私はあくまで過敏性腸症候群を、心と体がお互いに影響し合っている心身相関の病気、つまり心療内科の病気の一つとして診てきただけでした。たしかにそうした視点で治療に当たるだけでも、下痢や腹痛、おなら、腹満といった症状のため、内科や消化器科に通院しても変化しなかった人が、改善する場合が少なくありませんでした。

しかし過敏性腸症候群に困って私のクリニックを訪れる患者さんが増えるにつれ、改善しない患者さんも増えてきたのです。このため私はその患者さんたちの期待に押される形で、過敏性腸症候群に関する最近の研究や治療法を調べるようになり、結果的にこの本を書くことになりました。

この本を書き終わって、私は改めて腸に興味を持ちました。患者さんはともすれば「どうやったら腸の状態や症状が良くなるのか」という視点で考えてしまいます。私もそれが重要だと考え、この本の大半のページを治療法やストレス対策、生活習慣の見直しなどに割きました。しかし腸は脳よりも遥かに前からこの地球上に存在しています。ですから「どうやったら腸の状態や症状が良くなるのか」と脳を使って考えるのではなく、

「腸としてはどうしたがっているのか」という発想を持つことが大事なのだと思うようになり、エピローグを書き加えました。

この本を書き終えるにあたって、病気が改善しないためいくつもの病院を巡っている患者さんに対して伝えたいことがあります。それはともすれば「病気を治す」ことに気持が向かい過ぎて、「どうやったら健康に近づけるか」や「自分の生き方をどうするか」という肝心な点が曖昧になっている人が少なくない、ということです。

症状改善が大事なのは分かりますが、もっと自分の生き方に目を向けてほしいと思います。ぜひ、症状さえ押さえ込めば良いという発想ではなく、病気治療はあくまで健康で充実した生き方の探求の一環なんだというスタンスで臨んでください。

なお本書の出版にあたって、履正社医療スポーツ専門学校鍼灸学科の古田高征さんに読んで頂き、私の勉強不足による間違いをいくつも指摘して頂きました。また素敵な表紙は、デザイナーの中前真由美さんによるものです。ありがとうございます。

引用文献、脚注

・まえがき

m-1 福土 審 過敏性腸症候群の病因．日消誌111：1323-1333，2014

・第1章

a-1 清水 裕ら：消化管の進化的起源——刺胞動物ヒドラにおける基本構造と機能．蛋白質核酸酵素．52（2）：112-118，2007

a-2 藤田恒夫：小腸を信用していれば健康に生きられます．https://www.nttcom.co.jp/comzine/no032/wise/index.html

a-3 日本消化器病学会 過敏性腸症候群診断ガイドライン 南江堂，2014

a-4 エムラン・メイヤー：腸と脳．紀伊国屋書店，p67，2018

a-5 金澤素：中枢神経の変化——機能性消化管障害における脳腸相関の脳機能イメージング．日本内科学会雑誌 102，17-24，2013

a-6 町田貴胤ら：過敏性腸症候群患者における特性不安と拡張刺激時の大腸運動変化の関連についての検討．心身医 58，58-74，2018

a-7 15歳以上の男女 IBS診断経験者1252人対象 インターネット調査．2013年5月 田辺三菱製薬調べ

a-8 Koloski et al:The brain-gut pathway in functional gastrointestinal disorders is bi-directional- a 12-year prospective population-based study.Gut 64:1284-1290,2012

a-9 水上健：過敏性腸症候群における大腸鏡検査—運動異常型（ストレス型）過敏性腸症候群と形態異常型過敏性腸症候群．消化器心身医学 17（1）：33-39，2010

・**第2章**

b－1 https://hfnet.nibiohn.go.jp/contents/detail580.html

b－2 富瀬規嗣：よくわかる生理学の基本としくみ．秀和システム，２００６

・**第3章**

c－1 辨野義己：健腸生活のススメ．日経プレミアシリーズ，２００８

c－2 ヤクルト中央研究所ＨＰ https://institute.yakult.co.jp/bacteria/4205/

c－3 安藤朗：腸内細菌の種類と定着：その隠された臓器としての機能．日内会誌 １０４：29～34，２０１５

c－4 藤田紘一郎：こころとからだの免疫学．心身健康科学．5－9，２０１２

c－5 須藤信行：腸内環境で変わるストレス反応性．心身医 51，9－44，２０１１

c－6 Ley et al:Microbial ecology: human gut microbes associated with obesity.nature, 2006

・**第4章**

d－1 河西ひとみら：腸管ガスに関連する症状を主訴とする病態と治療法の研究の動向―過敏性腸症候群・呑気症・自己臭症の視点から―．心身医 58（６）：４８８－４９７，２０１８

d－2 Paola et al:Bloating and functional gastro-intestinal disorders:Where are we and where are we going?. World J Gastroenterol 20:14407-14419,2014

d－3 F Azpiroz:Intestinal gas dynamics: mechanisms and clinical relevance.Gut 54:893-895,2005

d－4 William L et al:Gas and Bloating.Gastroenterol Hepatol 2: 654-662,2006

d－5 木村浩子：空気嚥下症（いわゆる噛みしめ呑気症候群）と頭頸部不定愁訴にする臨床統計的検討．日本歯科心身医学会雑誌 22（２）：73－83，２００７

d－6 小野繁ら：「噛みしめ呑気症候群」としてとらえる呑気症の臨床経験：空気嚥下機構と治療効果につ

いて．心身医48（6）：５７５，２００９

・**第5章**

e-1 小林伸行ら：排ガス（おなら）臭を主訴とする自己臭症に過敏性腸症候群が高率に併発する．心身医55：３８０-３８５，２０１５

e-2 M Begum et al:Olfactory reference syndrome: a systematic review of the world literature. Psychological medicine:453-461.2011
なおこの調査は嗅覚関連付け症候群（ＯＲＳ）に対してのものであるが、ＯＲＳはほぼ自臭症と同じ病態と考えられる。

e-3 朝倉聡ら：自己臭恐怖の臨床的研究 25年前の症例との比較から．臨床精神医学 29：３１３-３２０，２０００

・**第6章**

f-1 Pinn D et al:Follow-up study of fecal microbiota transplantation (FMT) for the treatment of refractory irritable bowel syndrome(IBS).Am J Gastroenterol 108:1862,2013

f-2 Halmos et al:A diet low in FODMAPs reduces symptoms of irritable bowel syndrome. Gastroenterology 146(1):67-75,2014

f-3 Zahedi et al:Low fermentable oligo-di-mono-saccharides and polyols diet versus general dietary advice in patients with diarrhea-predominant irritable bowel syndrome: A randomized controlled trial.J Gastroenterol Hepatol 33(6):1192-1199, 2018

f-4 http://coffeedoctors.jp/news/699/

f-5 トナーら：過敏性腸症候群の認知行動療法．清和書店 Ｐ22，２０１１

・エピローグ

g−1 https://hfnet.nibiohn.go.jp/contents/sp_health.php
g−2 大塚柳太郎：ヒトはこうして増えてきた．潮選書，2015
g−3 ユヴァル・ノア・ハラリ：サピエンス全史．河出書房新社，2016
g−4 佐々木敏：データ栄養学のすすめ．女子栄養大学出版社，2018
g−5 宮沢栄次：食・栄養・遺伝子・代謝・進化～人類の食と遺伝子の変化社会．イノベーション研究 13：69-110，2018
g−6 S.Carlsson et al:Physical Activity and Mortality:Is the Association Explained by Genetic Selection?. American Journal of Epidemiology 166:255-259,2007
g−7 中江公裕ら：死別のインパクトに関する疫学的研究．日本医事新報 3234．46-49，1986
g−8 シンディ・エンジェル：動物たちの健康法．P292 紀伊国屋書店，2003

【著者略歴】

大林正博 (おおばやしまさひろ)

略歴

1950 年生まれ。浜松医科大学卒業。東京大学医学部心療内科入局後、藤枝市民病院、氷川下セツルメント病院、関東医療少年院、自治医大さいたま医療センターなどに勤務。

1997 年より心療内科専門クリニック「心と体のクリニック」院長。現在にいたる。

著訳書

ファンデアエイケン『アノレクシア・ネルヴォーザ』(共訳, 中央洋書出版)

『心身医学オリエンテーションレクチャー』(共編 , 金剛出版)

スティーブン・ラバージ『明晰夢——夢見の技法』(訳書 , 春秋社)

『幸せの絆を求める女たち』(講談社)

『心療内科 " 癒し " の診療室』(ＮＣコミュニケーションズ)

『うつに勝つ 50 の方法』(監修, 宝島社文庫)

『臨床に役立つ　心療内科入門』(共著, ＮＣコミュニケーションズ)

『心療内科　病気の治り方』(ＮＣコミュニケーションズ)

『心が痛い』(新紀元社)

連絡先

〒 330-0846

さいたま市大宮区大門町 2-108 永峰ビル 4F

心と体のクリニック　大林正博

電話　048-657-2100

メール clinic@kokorotokarada.net

過敏性腸症候群の治り方

——おなら、お腹の張り、便秘、下痢——

二〇二一年六月二十日　初版第一刷発行

著　者　大林正博
発行者　谷村勇輔
発行所　ブイツーソリューション
〒四六六・〇八四八
名古屋市昭和区長戸町四・四〇
電　話　〇五二・七九九・七三九一
ＦＡＸ　〇五二・七九九・七九八四

発売元　星雲社（共同出版社・流通責任出版社）
〒一一二・〇〇〇五
東京都文京区水道一・三・三〇
電　話　〇三・三八六八・三二七五
ＦＡＸ　〇三・三八六八・六五八八

印刷所　モリモト印刷

ISBN978-4-434-27932-4